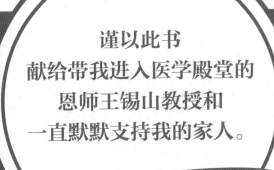

谨以此书
献给带我进入医学殿堂的
恩师王锡山教授和
一直默默支持我的家人。

结直肠癌老年患者治疗与康复

主 审　王锡山　王贵玉

主 编　郁　雷

副主编　高　丽　李佳英　周　剑

人民卫生出版社
·北京·

图书在版编目（CIP）数据

结直肠癌老年患者治疗与康复/郁雷主编. —北京：
人民卫生出版社，2022.8

ISBN 978-7-117-33484-6

Ⅰ. ①结… Ⅱ. ①郁… Ⅲ. ①结肠癌－诊疗②直肠癌
－诊疗③结肠癌－康复④直肠癌－康复 Ⅳ. ①R735.3

中国版本图书馆CIP数据核字（2022）第158594号

人卫智网	www.ipmph.com	医学教育、学术、考试、健康，
		购书智慧智能综合服务平台
人卫官网	www.pmph.com	人卫官方资讯发布平台

结直肠癌老年患者治疗与康复

Jiezhichang'ai Laonian Huanzhe Zhiliao yu Kangfu

主　　编：郁　雷
出版发行：人民卫生出版社（中继线 010-59780011）
地　　址：北京市朝阳区潘家园南里 19 号
邮　　编：100021
E - mail：pmph @ pmph.com
购书热线：010-59787592　010-59787584　010-65264830
印　　刷：北京盛通印刷股份有限公司
经　　销：新华书店
开　　本：710×1000　1/16　　印张：10
字　　数：70 千字
版　　次：2022 年 8 月第 1 版
印　　次：2022 年 8 月第 1 次印刷
标准书号：ISBN 978-7-117-33484-6
定　　价：49.00 元

打击盗版举报电话：010-59787491　E-mail：WQ @ pmph.com
质量问题联系电话：010-59787234　E-mail：zhiliang @ pmph.com
数字融合服务电话：4001118166　E-mail：zengzhi @ pmph.com

编　委（以姓氏汉语拼音为序）

包　宇　哈尔滨医科大学附属第二医院

常晓华　哈尔滨市第一医院

程金梅　哈尔滨医科大学附属第二医院

褚艳杰　哈尔滨医科大学附属第二医院

崔　瑛　哈尔滨医科大学附属肿瘤医院

杜　冰　哈尔滨医科大学附属第二医院

高　丽　哈尔滨医科大学附属第二医院

胡鸿博　哈尔滨医科大学附属第二医院

景浩宇　哈尔滨医科大学附属第二医院

李　金　哈尔滨医科大学附属第二医院

李佳英　哈尔滨医科大学附属第二医院

李佳莹　哈尔滨医科大学附属第二医院

李艳梅　哈尔滨医科大学附属第二医院

梁　雪　哈尔滨医科大学附属第二医院

刘　瑾　哈尔滨医科大学附属第二医院

刘　静　哈尔滨医科大学附属第二医院

刘仕浩　哈尔滨医科大学附属第二医院

马天翼　哈尔滨医科大学附属第二医院

苗大壮　哈尔滨医科大学附属肿瘤医院

邵　鑫　哈尔滨医科大学附属第二医院

孙　悦　哈尔滨医科大学附属第二医院

万　明　哈尔滨医科大学附属第二医院

王大龙　哈尔滨医科大学附属第二医院

王海波　哈尔滨医科大学附属第二医院

王旭丹　哈尔滨医科大学附属第二医院

王玉柳明　哈尔滨医科大学附属第二医院

魏丽婷　哈尔滨医科大学附属第二医院

吴柯含　哈尔滨医科大学附属第二医院

向　俊　哈尔滨医科大学附属第二医院

肖宏起　哈尔滨医科大学附属第二医院

郁　雷　哈尔滨医科大学附属第二医院

袁子茗　哈尔滨医科大学附属第二医院

张　雷　哈尔滨医科大学附属第二医院

周　剑　牡丹江医学院附属红旗医院

朱　磊　哈尔滨医科大学附属第二医院

序

中国作为第二大经济体，目前正在迈入老龄化社会，结直肠癌的发病率上升到第二位，死亡率位居第四位。可见，结直肠癌是威胁我国人民健康的主要癌症之一，尤其是老年结直肠癌患者更应该得到重视和关爱。老年人由于伴发疾病多，易忽略肠道早期症状，因此，写一本针对老年结直肠癌的科普书十分有必要，尤其有意义。

郁雷同志作为一名外科医生，在繁忙的教学与临床一线工作中能够利用业余时间编写此书，体现出一名优秀医务工作者的社会担当、社会价值，精神可嘉！邀我作序，逐阅全书，十三讲三十九课，内容全面，涵盖了老年结直肠癌患者防、筛、诊、治、护等方面，并进行了全方位细致地科普，指导性强，实用性高。同时，本书也走出过去的科普误区——过于偏重讲吃什么与不吃什么。关于老年结直肠癌的任何环节和步骤，不懂就要科普，非常有价值。

本书图文并茂，深入浅出，采用大字体形式排版，非常适合老年群体阅读，家属亦可了解受益。故我欣然受命，乐为作序。我以拙诗一首推荐此书，并祝愿所有读者永葆康健。

阳光心态常微笑，
海洋胸怀纳百川。
除癌驱魔身康健，
幸福永久新常态。

2022 年 8 月于北京

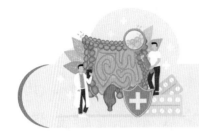

前　言

　　结直肠癌，老百姓俗称大肠癌。随着我国国民生活方式和饮食结构的变化（高蛋白及高脂饮食），大肠癌在我国的发病率呈现升高的趋势。国家癌症中心 2022 年全国癌症报告显示，结直肠癌的总发病率位于第二位，仅次于肺癌。并且，其中大部分患者为老年人。据美国 SEER 数据库显示，结直肠癌在美国的中位发病年龄为 68 岁。随着我国的老龄化进程加快，大肠癌已经成为威胁老年人最常见的消化道肿瘤。

　　因此，我和其他的编委为广大的老年朋友撰写了这本大肠癌科普书籍，目的是帮助老年朋友远离大肠癌，定期进行身体检查，必要时进行大便潜血和肠镜检查。即便不幸被诊断患有大肠癌，也不必惊慌失措，本书能教您如何增加信心，指导您如何使用科学的方法战胜大肠癌。本书同样适用于其他年龄段的大肠癌患友们。

本书分为三篇，共包含十三讲内容：前三讲是关于大肠癌的基础知识，只有在充分了解敌人之后才能更好地战胜敌人；第四至第九讲是本书的核心内容，指导大肠癌老年患者如何做好心理准备、如何寻求家人和医疗的帮助，如何全面了解自己的病情等，从而接受科学有效的诊断治疗，以及如何预防和减少各种治疗相关并发症；第十至第十三讲为护理和复查相关内容，可以帮助老年朋友更好地回归社会、回归原来的生活，最终达到治愈大肠癌的目的。

虽然这本书汇集了作者团队十余年临床工作的经验，但仍有不足之处，希望各位读者多多批评指正。

这本书能够与大家见面，要感谢恩师王锡山教授、刘明教授和王贵玉教授的指导，以及景浩宇硕士和刘仕浩硕士对相关资料的收集和整理，最后，感谢对本书的出版给予支持和帮助的每一位朋友。

2022 年 6 月于哈尔滨

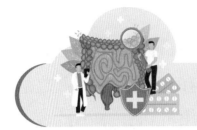

目 录

基础知识篇

患病治疗篇

术后恢复篇

基础知识篇

第一讲　快速了解什么是癌症

第一课　快速了解肿瘤的发生与进展

 一、与肿瘤相关基因同样是生命诞生不可缺少的因素

　　人体是由很多个细胞组成的，最开始是由一个受精卵不停地、反复地分裂，从而分化成各种各样的细胞组织，进而形成器官、系统（如消化系统、神经系统、泌尿系统等）。而这些细胞的增殖、分化都与基因密切相关，这些基因中蕴藏的生物信息，是我们维持生命不可缺少的一部分。

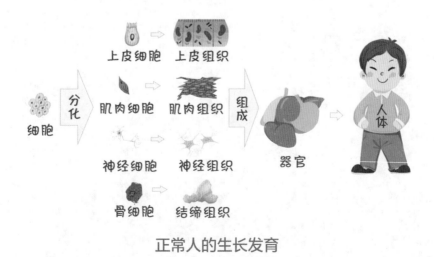

正常人的生长发育

正常的细胞会随着自身的生长发育而增长或消亡，比如胎儿时期手指间会长出蹼一样的组织，但随着身体的增长会逐渐消失；同样，皮肤和肠管的上皮细胞也会随着新陈代谢而死亡，逐渐被新的细胞代替，这一系列的组织自我更新都是由基因控制的。如果在细胞的增殖、分化、死亡等过程中，基因的调节功能发生异常，发生突变或者异常的细胞持续增殖，"逃避死亡"而形成肿瘤。

肿瘤有良性和恶性之分，肿瘤不等于癌症，癌症是恶性肿瘤中的一大类。

二、基因突变导致肿瘤的发生

在我们的身体中，存在着一种监视和修复基因突变的功能，抑制异常细胞的增生，清除发生变异的细胞，从而维持机体的正常状态。但是，异常的细胞也可能逃避免疫系统的监视，形成对身体有害的、获得无限增长并且具有远处转移能力的肿瘤细胞，这一过程可能需要数年。

这样看来，许多肿瘤的发生机制，同样是生命诞生和延续过程中的重要功能。可以这么说，肿瘤虽然危害较大，但是可以通过适当的运动、多吃蔬菜水果、戒烟、禁酒等良好生活方式降低获得肿瘤的概率。另一方面，我们知道肿瘤发生、发展的机制后，可以更好地利用这些机制，提高肿瘤治疗的效果。

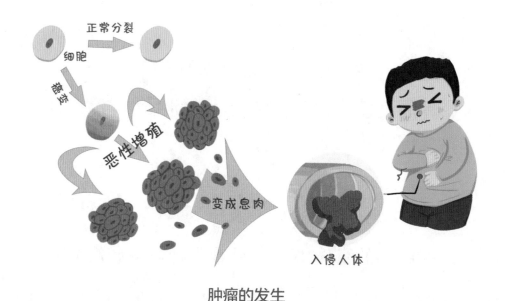

肿瘤的发生

第二课　快速了解肿瘤的治疗方法

一、手术治疗

即通过外科手段，将肿瘤完整切除，不仅可以达到根治的目的，而且可以获得肿瘤的病理分型和分期。另一方面，完整切除肿瘤的同时最大限度地保存器官原有的功能，也是现代外科追求的目标。现今，大肠癌保留器官功能的手术有两种：一种是传统的功能性手术，另一种就是国内外新兴的NOSES（经自然腔道取标本手术）。

传统的功能性手术切除病变肠管及清扫周围淋巴结，吻合断端肠管或者腹部造瘘，尽可能地保留了肠道原有的功能。但因手术需要取出切除组织，需在腹壁开口，切口较大，对患者创伤较大，术后恢复时间长，导致住院花费相对增加。

NOSES，是在传统腹腔镜根治结直肠癌的基础上，通过肛门、阴道等自然腔道取出病变组织，不仅尽可能地保留了肠道原有的功能，而且避免了腹壁辅助切口，减轻了患者术后疼痛，保留了腹壁功能，并且腹部没有切口，具有良好的美容效果，对患者术后心理状态的恢复起着很大的作用。

扫描二维码，
观看真实腹部术后伤口照片

二、药物疗法

1. 化学药物疗法

简称化疗，通过使用化学治疗药物杀灭癌细胞达到治疗目的。化疗是目前治疗癌症最有效的手段之一，和手术、放疗一起并称为癌症的三大治疗手段。手术和放疗属于局部治疗，只对治疗部位的肿瘤有效，对于潜在的转移病灶（指癌细胞实际已经发生转移，但因为目前技术手段的限制在临床上还不能发现和检测到的病灶）和已经发生临床转移的癌症就难以发挥有效治疗。而化疗是一种全身治疗的手段，无论采用什么途径给药（口服、静脉和体腔给药等），化疗药物都会随着血液循环遍布全身绝大部分组织和器官。因此，对一些有全身播散倾

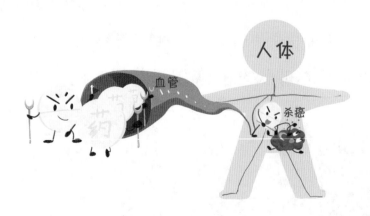

药物作用于全身

向的肿瘤及已经转移的中晚期肿瘤，化疗是主要的治疗手段。

2. 内分泌治疗

某些肿瘤的发生、发展与内分泌激素有关，如乳腺癌、前列腺癌、子宫内膜癌、卵巢癌、大肠癌等，用某些药物阻断激素受体或抑制激素分泌可产生治疗肿瘤的作用。

3. 分子靶向治疗

是在细胞分子水平上，针对已经明确的致癌位点（该位点可以是肿瘤细胞内部的蛋白分子，也可以是基因片段）来设计相应的治疗药物。药物进入体内会特异地选择与致癌位点相结合从而发生作用，使肿瘤细胞特异性死亡，而不会波及肿瘤周围的正常组织细胞，能够精准治疗肿瘤。

4. 免疫治疗

是指针对机体低下或亢进的免疫状态，人为地增强或抑制机体的免疫功能以达到治疗疾病目的的治疗方法。免疫治疗的方法有很多，适用于多种疾病。肿瘤的免疫治疗旨在激活人体免疫系统，依靠自身免疫功能杀灭癌细胞和肿瘤组织。与以往的手术、化疗、放疗和靶向治疗不同，免疫治疗针对的靶标不是肿瘤细胞和组织，而是人体自身的免疫系统。

三、放射治疗

放射治疗是利用射线照射肿瘤，以杀伤癌细胞、破坏癌组织的一种局部治疗方法。放射线包括放射性同位素产生的 α、β、γ 射线，以及各类 X 射线治疗机或加速器产生的 X 射线、电子射线、质子束及其他粒子束等。大约 70% 的癌症患者在治疗过程中需要用放射治疗，约有 40% 的癌症可以用放射治疗根治。

结直肠癌较多使用放射治疗。

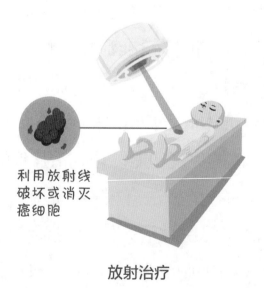

利用放射线破坏或消灭癌细胞

放射治疗

第二讲　快速了解我们的大肠

第一课　大肠在人体的哪个位置

　　大肠属于人体的消化系统。我们的消化系统分为两个部分，一部分是实质脏器，包括肝脏、胰腺；另一部分是空腔脏器，包括食管、胃、小肠（包括十二指肠、空肠、回肠）及大肠（包括盲肠、阑尾、结肠、直肠、肛管）。大肠是一个长管状器官，构成消化系统的最后一部分，消化分解食物供身体使用，并将食物残渣形成粪便，排出体外。结肠是大肠最长的一段，大约有 1.5 米，分为四个部分：升结肠、横结肠、降结肠和乙状结肠。结肠近端通过盲肠连接小肠，远端连接直肠和肛管。

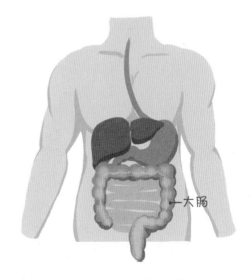

大肠在人体中的位置

第二课　健康人群大肠的功能

　　食物在口腔中被磨碎并且和唾液混匀后，经过食管进入胃。在胃中，初步消化的食物经过胃酸的作用变成食糜。在小肠中，食物被胰液和胆汁、小肠液消化分解成非常小的物质，通过小肠壁丰富的黏膜，将营养物质吸收到血液中。食物经过胃及小肠的消化吸收后，部分产生的食物残渣到达结肠，在结肠中一般需要停留十余个小时。食物残渣到达结肠后，其中一部分水分被结肠吸收，从而形成粪块。大肠黏膜表面还会分泌一些黏液，润滑粪块，帮助粪便的排出，并且可以保护肠道黏膜，防止细菌感染。另一方面，机体的某些代谢产物，包括由肝产生的胆红素衍生物，以及由血液通过肠壁排至肠腔中的某些金属，如钙、镁、汞等金属离子，也会随粪便一同被排出体外。

　　此外，结肠中存在着人体最大的细菌库，结肠中的细菌能利用肠内较为简单的物质合成维生素 B 复合物和维生素 K，这些维生素可以被人体吸收利用。食物残渣经过结肠内细菌发酵及腐败作用，与结肠黏膜产生的黏液混合后形成粪便。最后，粪便在大肠中储存一段时间，在适宜的时间，经过肛门排出体外。

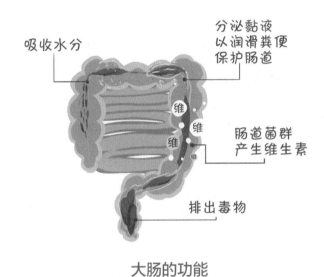

吸收水分

分泌黏液
以润滑粪便
保护肠道

维
维
维
维

肠道菌群
产生维生素

排出毒物

大肠的功能

第三课　大肠癌手术后肠道功能紊乱及恢复

　　大肠癌行手术治疗，由于手术过程中的机械牵拉刺激、麻醉药物及应激反应，会导致肠道损伤、肠壁水肿及运动障碍，引起术后肠道功能紊乱，从而出现一系列临床表现，包括恶心、呕吐、腹胀、腹痛、便秘等，甚至可能因为术后肠道炎症反应较重而诱发全身炎症反应。术后肠道功能紊乱将影响术后肠道功能的恢复，延长患者住院时间，增加医疗费用。所以，如何有效地预防及减轻术后肠道功能紊乱是大肠癌术后恢复的重中之重。

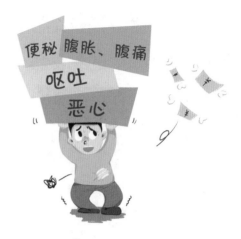

术后胃肠道功能紊乱

首先，患者术前的身体健康状况将影响手术时间及术后肠道功能恢复时间，其中的主要因素包括内分泌系统疾病、心血管疾病及呼吸系统疾病。临床医生会通过药物治疗及一定的功能锻炼对患者的术前状况做一定的调整，但只是起到一定的辅助作用，最关键的还是患者自身养成良好的生活习惯，包括戒烟、限酒、饮食均衡、适量运动等。

其次，在手术方面，相对于传统的开腹手术，腹腔镜手术得益于对肠道的牵拉刺激小，手术切口小，将缩短术后胃肠功能紊乱的时间；并且，近些年来发展的 NOSES，实现了在腹部无辅助切口，尽可能保留了腹壁的完整性，对于减轻肠道功能紊乱及术后患者痛苦的作用尤为明显。

手术后，胃肠功能紊乱的临床表现将接踵而至，包括恶心、呕吐、腹胀、便秘。这些多是由于手术以及炎症刺激，导致肠蠕动减弱及胃肠刺激症状。为了减轻以上不适，术后应在医生的指导下，根据自身体力状况，尽早下床活动。在床上多翻身，下床多走动，这些活动对肠蠕动功能的恢复起着至关重要的作用。随着肠蠕动功能的恢复，肠道中的气体会随之排出体外，出现排气，之后肠道分泌功能及肠蠕动功能进一步恢复，这些都代表着胃肠道功能的恢复。此时可在医生指导下进食肠内营养粉，并逐步过渡到流食、半流食，直至过渡到正常饮食。此外，术后的其他锻炼也对肠道功能恢复起着一定作用，如嚼口香糖、拍背辅助排痰等，吹气球的肺功能锻炼可以预防术后坠积性肺炎，另外，保持良好的心理状态，都有益于术后全身状况的恢复。

肠道菌群在维持肠道正常功能方面起着重要作用，在大肠癌手术后，患者体内双歧杆菌的数量明显减少，并且大肠杆菌的数量明显增多，表明术后患者的肠道菌群失衡，这可能与手术创伤、失血及

麻醉使机体处于应激状态有关，还可能与术前的肠
道准备及术后的抗生素使用有关，可以通过术后恢
复正常饮食，以及一些肠道益生菌进行治疗。

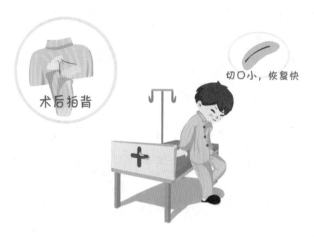

术后拍背

切口小，恢复快

NOSES 优势：切口小，可及早下床，术后恢复快

第三讲　大肠癌离我们并不远

第一课　大肠癌的发病率高且在逐年升高

大肠癌是世界第三大常见的恶性肿瘤，并且是
第二大导致癌症死亡的原因。据统计，在我国，大
肠癌在所有癌症中发病率排名第二。而在经济发达
的地区，比如香港和上海，大肠癌已经成为消化道
肿瘤中发病率第一的恶性肿瘤。

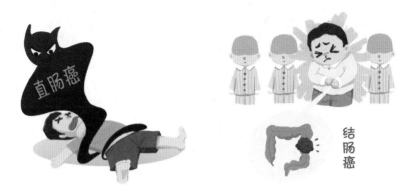

常见的大肠癌

从全球范围来看，随着老龄化程度的增加，大肠癌的发病率也随之增高。虽然大肠癌患者以老年人为主，但据统计，青年人的大肠癌发病率也呈现逐年增高趋势。由于青年人对临床症状缺乏警惕，而且体检人群较少覆盖青年人，50%～80% 年轻大肠癌患者被确诊时已经处在中晚期。

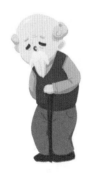

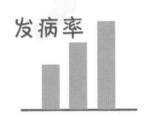

年龄越大，发病率越高

此外，在确诊的青年人大肠癌患者中，超过60%已经出现了转移扩散。和中老年人相比，青年人大肠癌的癌细胞分化程度差，浸润能力更强，更容易扩散，所以预后更差，其5年生存率仅仅是中老年患者的1/4。

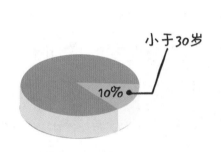

年轻大肠癌患者发病率

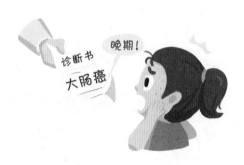

年轻患者一旦确诊，大多为晚期

第二课　患大肠癌的危险因素

总体来看，在我国，大肠癌的发病率有逐年上升的趋势，这与我们生活方式和膳食结构的改变密切相关。

首先，由于人们越来越重视所谓的营养摄入，高脂肪、高蛋白食物的摄入量明显增加，食物中的粗纤维（膳食纤维）含量越来越少，也就是菜少肉多。而吃蔬菜和吃肉所形成的粪便差别很大，蔬菜中膳食纤维多，所形成的粪便在肠道停留的时间短，而且致癌物质也较少；而肉类所形成的粪便在肠道停留的时间相对长，代谢产物也含有较多的致癌物质，对肠道的刺激大且持久，这是大肠癌发病的一个重要因素。

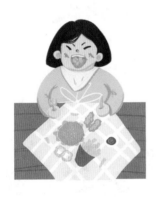

常见的大肠癌病因：
高脂肪食物摄入

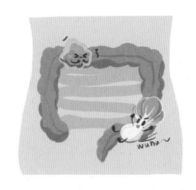

吃蔬菜和吃肉形成的粪便
差别很大

　　其次，过多食用烟熏、腌制、油炸食品容易导致大肠癌的发生。食物中的农药污染、不合理的食品添加剂等也可导致大肠癌的发生。

　　再有，现代化的交通工具越来越方便，人们往往以车代步，加上长时间坐在办公桌或者电脑前，导致久坐不动、运动量减少；工作生活压力增大，生活不规律，长期不按时进餐、熬夜等，都会导致胃肠功能紊乱和机体的免疫功能下降。这些是近年来大肠癌患病率不断上升的原因。

另外，吸烟、过度饮酒以及肥胖都被认为与大肠癌的发生有关。

第三课　如何预防大肠癌

预防大肠癌的重要方法是消除已知的诱发肿瘤的危险因素。

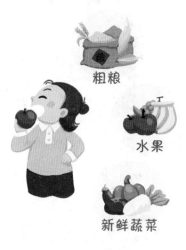

粗粮

水果

新鲜蔬菜

良好的饮食习惯

要保持良好的饮食习惯，平时应多吃粗粮、新鲜的蔬菜、新鲜的水果等含有丰富膳食纤维的食物，这些食物在肠道停留的时间短，有利于致癌物质的排出。

尽量少吃油炸、熏制、高脂肪、高蛋白的食物，不吃有可能腐败的食物。注意，腐败的食物更是不能吃！

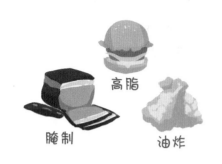

少吃高脂肪、油炸、腌制食物

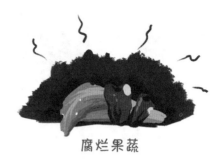

不吃腐败的食物

　　保持健康的生活方式，适量增加运动，保持规律的生活节奏，戒烟、戒酒，控制体重。

　　积极治疗已经患有的大肠疾病，如溃疡性结肠炎、肠腺瘤等。如果有大肠癌的高危因素，如家族性结直肠癌或者息肉病、溃疡性结肠炎，应该定期去医院咨询及检查，掌握自己的身体状况。

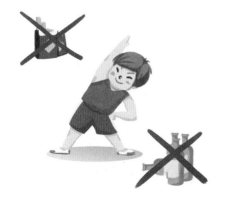

多运动

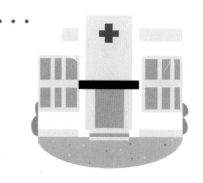

定期复查有助于大肠癌的预防

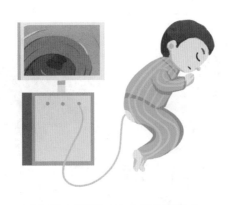

肠镜是早期筛查主要手段之一

应该注意：便血往往是大肠癌患者的首发症状，其次是大便习惯的改变，包括大便性状、次数的改变，以及便秘或者不明原因的腹泻。

因为大肠癌患者中约 50% 是直肠癌，而约 70% 直肠癌病灶可以通过肛门指检触摸到。因此，年龄超过 35 岁的人应当每年做 1 次大便隐血检查或者肛门指检。而对于有家族史的结肠炎、克罗恩病、结肠腺瘤和息肉的患者，或便血、便秘的人群，建议每 1～2 年做 1 次肠镜。另外，有相关研究表明，在不同的正常组织之间，肿瘤组织和正常组织之间，有明显的基因甲基化差异。未来，我们有可能通过常规的抽血做甲基化检测，便可以预测大肠癌，届时全人群都会受益。

患病治疗篇

第四讲 得了大肠癌有哪些表现

第一课 大肠癌的早期预警信号

1. 粪便隐血阳性或者粪便带血

由于大肠癌的病变部位较深，初始症状往往比较隐匿，一般早期仅见到粪便隐血阳性，逐步发展为血便及黏液血便。

便血是大肠癌患者最常见的症状，早期出血量很少，多在大便的一侧有新鲜的血痕。少数的患者在粪便排出之后会出现较多的鲜血。有时候粪便在体内停留的时间长了，血液会变成暗红色，甚至发黑。更多的时候，由于早期患者的出血量小，或者粪便在体内长时间停留，肉眼不能观察到或者难以发现，甚至以为是饮食导致的大便颜色加深。

大肠癌的便血常常需要与痔疮、肛裂、细菌性痢疾、肠炎、肠息肉及溃疡等疾病造成的便血相鉴别。其中最需要与大肠癌的便血相鉴别的疾病是痔疮。便血是痔疮和大肠癌的常见共同症状，但是痔疮的便血往往是在卫生纸上，或者直接滴到大便上，甚至把便器染红，喷溅出来的都是鲜血；而大肠癌的出血一般是混在大便之中，没有大量的出血，也就是大便中稍带一点儿，很不明显，或者呈暗红色。不过仅仅根据这些症状来进行疾病区分是很困难的，更何况平时有痔疮出血的人，即使有了大肠癌的出血很有可能不会注意到。因此，定期体检非常重要。

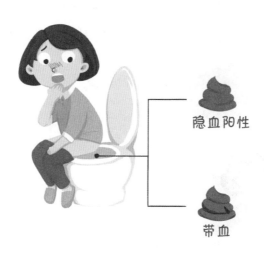

隐血阳性

带血

大便隐血或粪便带血

2. 排便习惯与粪便性状的改变

可以说是大肠癌患者最早出现的症状，但也容易被忽视。当大肠癌进一步发展，肿瘤的体积逐渐增大，并且由于肿瘤缺血出现糜烂、溃疡或者感染时，可能出现大便次数增多、减少的改变，甚至不明原因的腹泻。直肠癌由于肿瘤生长部位特殊，常常刺激直肠导致患者排便次数的增多，但是每次排便的量往往不多，甚至没有粪便，只是排出一些黏液、血液，且有排便不尽的感觉，医学上称为里急后重。如果肿瘤向肠腔内凸出生长或者环形生长则导致肠腔狭窄，将会使肠腔内的大便变细，甚至由于粪便在肠腔中停留的时间过长，导致粪便中水分被过度吸收，造成粪便难以排出，进而出现排便次数减少。

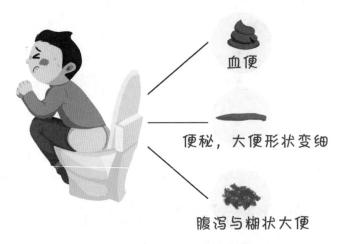

血便

便秘，大便形状变细

腹泻与糊状大便

排便习惯及粪便性状改变

3. 腹部不适

大肠癌患者由于排便习惯的改变，常常伴有肠道功能的紊乱或者肠梗阻，一旦肠梗阻出现腹痛、腹胀。其腹痛的发生率更高，疼痛一般持续存在，程度轻重不一，局部侵犯常常表现为隐痛或者胀痛，也可仅在进食后有腹部的隐痛和腹胀，并且随着疾病的进展，有逐渐加重的趋势。

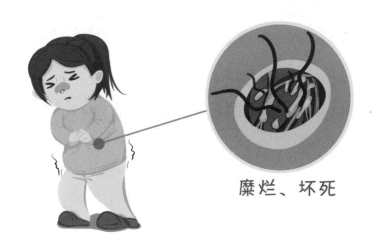

糜烂、坏死

腹痛

4. 不明原因的贫血或体重下降

由于大肠癌生长迅速，消耗大量的营养，同时合并糜烂破溃而出血，将导致长期的慢性失血，患者表现为面色苍白、乏力、头晕等贫血症状。

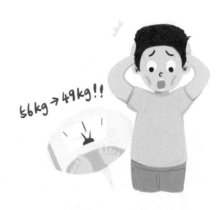

癌症患者常伴有体重快速下降

5. 腹部可触及肿块

很多患者第一次来医院就诊是因为自己摸到了腹部的包块，这些包块多见于右腹部，是右侧结肠癌的常见症状。这种状况若是在体内存在一定长的时间了，则提示是长肿瘤了。

大肠癌早期的症状一般不典型，很容易被忽略，但如果出现了上述情况应该重视，及早就医，及早诊断，及早治疗，癌症是完全有可能治愈的。

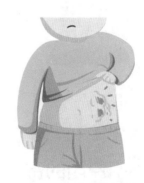

肿块
常位于右腹
开结肠处

腹部肿块

第二课　大肠癌的常见并发症

可以这样说，并发症是大肠癌发生发展过程中的"重要部分"，很多患者正是由于出现了并发症才发现大肠癌。下面列举一些常见的并发症。

1. 肠梗阻

当肿瘤体积很大，或者肿瘤环形生长导致肠腔狭窄时，将引起肠道堵塞的情况。肠梗阻的症状常常有一个较长的发展过程，因肠腔的阻塞程度不同而表现出不同的症状。开始时肠道蠕动加速，排便次数增加，继而出现腹泻伴腹痛，这时还处于不完全肠梗阻阶段；到严重的时候，肠腔会完全堵塞，

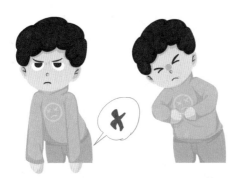
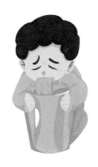

停止排气、排便　　腹痛、腹胀　　呕吐

确诊肠梗阻！

肠梗阻

停止排气、排便，腹部出现剧烈疼痛，并且恶心、呕吐的症状更加严重，此时发展为完全性肠梗阻。

小知识点

肠梗阻支架的优点：①将急诊手术转变为择期手术，降低手术的风险；②减少术后并发症；③降低造口形成的概率。

扫描二维码，
观看肠梗阻行支架治疗真实照片

2. 消化道穿孔

肠道穿孔时，大量的粪便及消化液涌入腹腔，进而出现腹痛、腹部压痛，严重时触摸腹部硬如木板。通常，当患者出现肠梗阻的症状时，穿孔的概率就会极大增加。穿孔的部位多数发生在大肠癌原本的位置。值得注意的是，穿孔需要与一些良性疾病相鉴别，如胃溃疡导致的穿孔、阑尾炎导致的穿孔等。

第五讲　大肠癌的临床分期

第一课　癌症分期是对癌症程度的总体评估

　　癌症分期主要包括术前的影像学分期（cTNM）和术后的病理学分期（pTNM）。通过术前系统的影像学检查可以帮助我们了解疾病进展程度，也就是 cTNM，它可以帮助医生给患者制订诊疗计划（比如先手术好还是先做放化疗更合适）。而术后的病理分期则更加准确判断疾病的程度，从而为疾病的预后和后续的治疗提供重要的依据。

　　大致了解结肠壁的结构有助于了解结肠癌如何分期。结肠壁由多层组织构成。肿瘤始于与食物接触的最内层，称为黏膜；下一层是黏膜下层，由结缔组织构成，含有黏液腺、血管、淋巴管以及神经；黏膜下层之后是一层称为固有肌层的肌肉；最外层即第四层称为浆膜或外膜。

　　如果不及时治疗，癌细胞会通过结肠壁层向腹部内部生长，侵入结肠外的结构或器官；癌细胞可以从结肠肿瘤脱落，还可以种植于其他器官；癌细胞可以通过淋巴或血液到达附近的淋巴结，甚至通过血液转移到远隔脏器。

美国癌症联合委员会（AJCC）肿瘤、淋巴结、转移（TNM）系统用于对结肠癌进行分期。在 AJCC 系统中，以下有关癌症的关键信息用于确定其分期：

T：表示肿瘤的直接浸润。T_0 表示无原发肿瘤证据，T_{is} 表示上皮内癌变或肿瘤未穿过黏膜肌层而达到黏膜下层；T_1 表示癌侵犯黏膜下层；T_2 表示癌侵犯肠壁固有肌层；T_3 表示癌已经侵透固有肌层达到浆膜下；T_4 表示癌已经侵透浆膜或直接侵及其他器官。

N：表示区域淋巴结转移；N_0 表示没有淋巴结转移；N_1 表示 1~3 个区域淋巴结转移；N_2 表示 ≥4 个区域淋巴结转移。

M：表示肿瘤的远处转移；M_0 表示无远处转移；M_1 表示有远处转移。

将 T、N 和 M 分数结合起来为癌症确定一个分期。结肠癌分为 5 个期。它们分别为 0、Ⅰ、Ⅱ、Ⅲ和Ⅳ。下面解释这些阶段。

0 期 $T_{is}N_0M_0$，0 期结肠癌也称为结肠原位癌。

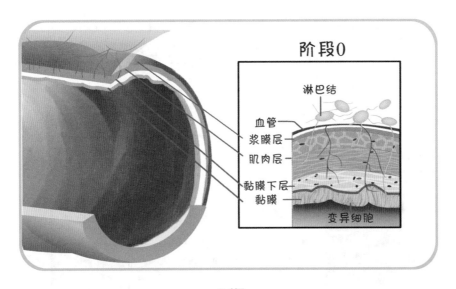

0 期

Ⅰ 期 $T_1N_0M_0$，$T_2N_0M_0$。癌症已经生长到肠壁的黏膜下层或固有肌层，附近的淋巴结或结肠外区域没有癌症转移。

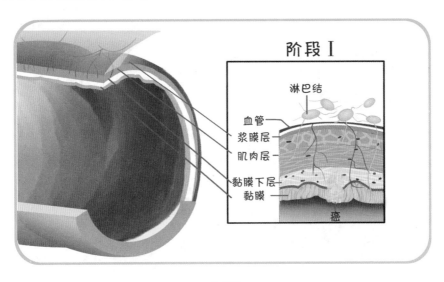

Ⅰ 期

　　Ⅱ 期 $T_3N_0M_0$，$T_4N_0M_0$。癌症已经发展到或超出结肠壁的第四层，附近淋巴结或结肠外区域没有癌症转移。

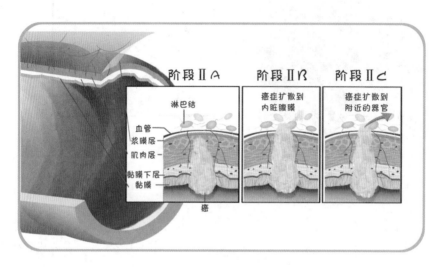

Ⅱ期

　　Ⅲ 期 N_1，N_2。癌症已经出现区域淋巴结转移。

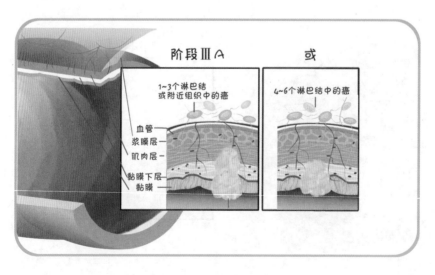

ⅢA 期

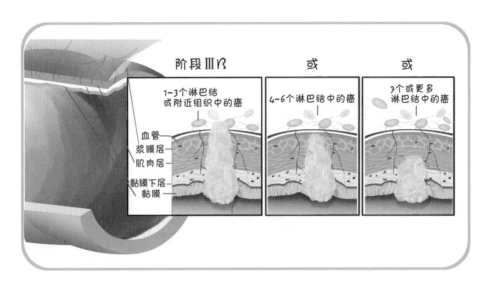

ⅢB 期

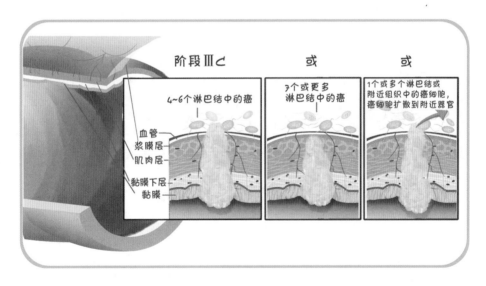

ⅢC 期

Ⅳ期 M₁。癌症已经出现了器官转移或者腹膜转移，肺和肝为常见的转移器官，腹膜种植常常伴有癌性腹水。

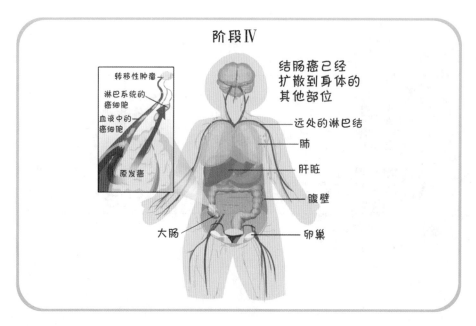

阶段IV

转移性肿瘤
淋巴系统的癌细胞
血液中的癌细胞
原发癌

结肠癌已经扩散到身体的其他部位

远处的淋巴结
肺
肝脏
腹壁
卵巢

大肠

IV期

I 期患者的治愈率超过 90%；II 期患者的 5 年生存率为 70%~80%；III 期患者的 5 年生存率下降到 50%~60%；IV 期患者很少被治愈，但通过放化疗、手术等治疗手段能够获得较长的生存期。

第二课　癌症分期的IV期≠晚期

大肠癌的 TNM 分期方法在临床中广泛应用，不仅是制定治疗方案的重要依据，也是判断预后的最有价值的因素。但对于非医学专业的人来说，对于其代表的含义很容易产生误解。比如在 TNM 分期为Ⅳ期的患者，与普遍理解中的肿瘤晚期是有区别的。临床实践中，Ⅳ期患者通过放化疗、化疗、手术等综合治疗，部分患者能够获得 5 年以上的生存期，甚至有治愈的机会。而日常概念中的晚期，则是指多器官功能障碍的终末状态。因此，对于非医学专业人员应该与医护人员充分沟通，了解病情，避免误会。

第六讲　得了大肠癌可以治愈吗

第一课　癌症 ≠ 死刑

虽然关于癌症的科学普及已经取得了一定的成绩，但是，在多数人的印象中，癌症仍是不治之症，且认为被诊断为癌症，即被宣告"死刑"。

其实不然，不同的癌症预后不同；同一癌症分期不同，其治疗措施也不同，患者的预后也大不相同。实际上，大肠癌的治愈率是非常高的，在大肠癌患者中，局部晚期患者有 60%～70% 生存期在 5

年以上，即使在转移到肝脏的患者中，其 5 年生存率（肿瘤经过各种综合治疗后，生存 5 年以上的比例）也可达到 40%。对于大肠癌，只要早期发现是可以治愈的。

第二课　影响大肠癌患者预后的因素

1. 肿瘤的分期

临床上最常使用 TNM 分期，T 代表原发肿瘤的大小，数字越大，肿瘤侵及越深；N 代表肿瘤的淋巴转移情况，数字越大，转移的淋巴结数目越多；M 代表肿瘤的远处转移，M_1 表示肿瘤有远处转移，而 M_0 代表无远处转移。综合肿瘤 T、N、M 情况的不同，分期不同，而分期越晚则预后越差。

2. 肿瘤的病理分型

腺癌、鳞癌、腺鳞癌预后较好，黏液腺癌、印戒细胞癌和黑色素瘤预后较差。

3. 肿瘤的部位

结直肠癌发生的部位与预后有关，是结直肠癌的独立预后因素之一，与治疗手段无关。相较于左半结肠，一般右半结肠的预后较差。就直肠癌而言，位于反折以下的肿瘤，无腹膜包围，容易外侵，根治的机会较少，如果侵犯骨盆、阴道或者前列腺，预后明显差；其淋巴结转移途径，不仅随着肠系膜淋巴回流，还可向两侧经髂内动脉旁、坐骨直肠窝淋巴结转移，且盆底血管丰富，血道转移的可能性较反折以上更明显，故预后差。

4. 年龄

年龄小的大肠癌患者预后较差，同时年轻患者的临床症状不明显，分化较差的黏液腺癌较多。

5. 生物学特征

（1）**癌胚抗原（CEA）**：CEA 的含量与肿瘤分化程度成反比。健康成年人的 CEA 水平通常较低。孕妇和吸烟者可能有较高的 CEA 水平。大肠癌患者术前 CEA 水平随着肿瘤的临床分期而升高，术前 CEA 值影响患者的预后。术后 CEA 水平再次升高者，可能提示大肠癌复发。

（2）**肿瘤的染色体**：癌细胞的恶性程度取决于癌细胞 DNA 含量、增殖及染色体的畸变等不同程度的改变。

合理的治疗措施会使患者的生存期或生存质量明显得到改善。在大肠癌的早期，手术治疗可以完全切除肿瘤组织，再结合其他治疗措施，如放射治疗、化学治疗及靶向治疗等，使患者得到最合适的治疗，甚至治愈。

（3）**基因甲基化：** DNA 甲基化（DNA methylation）为 DNA 化学修饰的一种形式，能够在不改变 DNA 序列的前提下，改变遗传表型，已有研究表明肿瘤组织和正常组织之间有明显的甲基化差异。

如血液多基因甲基化检测，通过检测人血浆样本中肠癌相关的基因甲基化状态，对肠癌的发生风险予以提示。同样在 2020 年发表于《自然通讯》（*Nature Communications*）的一项研究——*Non-invasive early detection of cancer four years before conventional diagnosis using a blood test* 显示：以 ctDNA 甲基化检测为代表的液体活检方法，与传统诊断方法相比较可早 4 年发现肿瘤信号。

第七讲　为什么我会得大肠癌？遗传吗

第一课　大肠癌病因尚不完全清楚

目前，结直肠癌发生的原因尚不完全清楚。但已经确定了许多危险因素。危险因素会增加发生癌症的风险，但既不是导致癌症的必要条件，也不是充分条件。风险因素本身不是原因。一些具有这些危险因素的人可能永远不会患上结直肠癌，而一些没有任何这些危险因素的人可能会患上结直肠癌。结直肠癌通常作为一种散发性疾病发生，这意味着大多数结直肠癌的发生与遗传基因无关。只有大约20%的结直肠癌发生在家族背景下，其中不到一半是由已知的遗传性疾病引起的，在其余的家族性病例中，病因不明。家族性事件可能不仅是由于共同的遗传基因，还可能是由于环境中增加风险的共同因素。

第二课　大肠癌的高危人群有哪些

1. 中老年人

随着年龄的增长，患结直肠癌的风险会增加。

2. 不良饮食习惯者

长期吃红肉（牛肉、羊肉、猪肉）和加工肉类（如香肠、午餐肉），长期摄入高脂肪和低纤维的饮食会增加患结直肠癌的风险。

大量饮酒也是结直肠癌的危险因素。

3. 体重超重者

超重、肥胖会增加患结直肠癌的风险。

4. 长期久坐不动者

久坐不动、身体活动量较少的人患结直肠癌的风险较高。

5. 2型糖尿病患者

2型糖尿病会增加大肠肿瘤发生的风险，与人体是否超重无关。

6. 长期吸烟者

吸烟会增加患大肠息肉的风险，而大肠息肉是

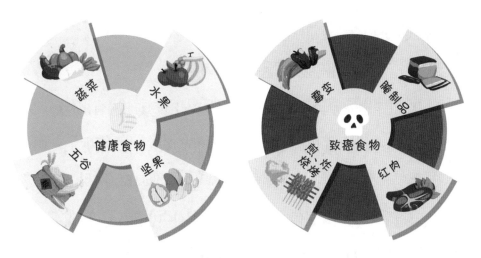

健康食物及致癌食物

众所周知的癌前病变。

7. 既往患过结直肠息肉者

肠道内的增生称为息肉或者腺瘤，不是癌性的。然而，这些息肉或者腺瘤会在很长的一段时间后可能发展为癌症。因此，当在筛查时发现肠息肉时，应当予以重视，如果医生建议将其切除，则应及时切除以防止它们恶化。

8. 既往患结直肠癌者

即使肿瘤在之前的治疗过程中已被完全切除，在大肠的剩余部分中形成新肿瘤的风险也会增加。

9. 既往其他类型癌症的患者

其他肿瘤的既往史，如淋巴瘤、睾丸癌或者子宫内膜癌，会增加患结直肠癌的风险。

10. 炎症性肠病患者

炎症性肠病包括克罗恩病和溃疡性结肠炎。简单说，这些患者的大肠长时间发炎，多年后，可能会导致异型增生（是肠道内壁细胞的一种紊乱组织），随着时间的推移，异型增生可能演变成癌症。患癌风险随着炎症性肠病的持续时间以及炎症的严重程度而增加。

11. 有结直肠癌家族史者

大约20%的结直肠癌发生在家族背景下。如果一级亲属患有结直肠癌，那么此人较正常人群患结直肠癌的风险就会增加4～5倍。这可能是由于遗传基因或共同环境因素造成的，所以调查结直肠癌家族史很重要。在某些情况下，应考虑在年轻时进行筛查和遗传咨询。

12. 某些遗传综合征患者

已知的易患结肠直肠癌的遗传综合征有如下几种。

（1）家族性腺瘤性息肉病（FAP）：患有这种疾病的人会发生APC基因的突变或缺失，这会导致年轻时大肠中长出数百或数千个息肉。在 40 岁之前，有时甚至早在 20 岁之前，这些息肉中的一个或多个可能会发生癌变。为防止这种情况发生，应通过手术切除全部大肠。还有 AFAP 综合征，与 FAP 综合征相比，AFAP 综合征的息肉发生频率较低且发生的年龄较晚。

（2）**Lynch 综合征**：也称为遗传性非息肉病性结直肠癌（HNPCC）。患有这种疾病的人有某些基因突变，会导致 DNA 修复机制失效。其结果是与没有 Lynch 综合征的个体相比，良性结直肠肿瘤可能以更快的速度（平均 2 ~ 3 年）发展为癌症。当 Lynch 综合征患者发生结直肠癌时，诊断时的平均年龄为 45 岁。Lynch 综合征还会增加某些其他类型癌症的风险，如子宫内膜癌或卵巢癌。

（3）**其他不太常见的遗传性综合征**：包括 Turcot 综合征、Peutz-Jeghers 综合征和 MYH 相关息肉病。据某项研究显示，具有德系犹太人血统的人患结直肠癌的风险更高，因为该人群中存在某些遗传基因突变。这里大家仅作了解就好。

第八讲 我需要做哪些准备与大肠癌作斗争

第一课 做好心理准备

当一个人患上癌症后，可能会出现许多的心理问题，例如害怕受到癌症的痛苦折磨、害怕手术、害怕化疗和放疗的不良反应、害怕与亲人分离，同时由于癌症造成的器官功能障碍、对生命的威胁以及手术后引起的皮肤破坏等，均会导致患者消极悲观的心理。

倘若不幸患了结直肠癌，您不仅需要做到接受手术或者放疗、化疗，还需要做好心理准备。因为良好的心态是获得更好治疗效果必不可少的因素之一。

部分患者会因为患了癌症而整日生活在各种负面情绪中，生活质量低，同时这些负面情绪会极大地削弱其免疫功能，促进癌症的发生、发展。因此，癌症患者应学会调节心理。

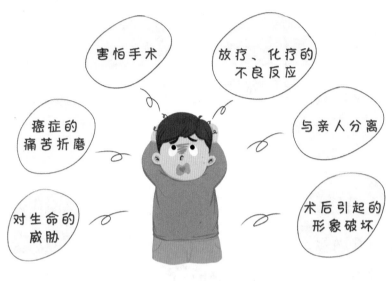

患者心理问题

1. 积极地接受现实

虽然现实是残酷的，但逃避更是无济于事。和癌症作斗争，需要勇敢，需要采取正确的方式去宣泄痛苦，错误的宣泄方式必然会导致更加痛苦的后果。

2. 积极了解正确的结直肠癌相关知识

一般来说，一个人在面对未知事物的时候，会产生许多心理负担或负面情绪。癌症对于普通患者来说，也是类似的未知事物。当患者及患者家属面对癌症时，会感到恐慌，会感到无助，这是十分常见的心理反应。您可以列下清单询问您的医生或阅读相关科普书籍，了解更多有关于结直肠癌的知识，当您了解得更多，您可能会感觉更能控制所发生的一切。注意，要获取正确的知识，阅读书籍是一个非常不错的选择。

3. 寻找成功治疗的案例

随着医疗技术的不断发展，许多癌症患者得到了很好的治疗及帮助，有许多癌症患者在接受治疗后，获得与正常人相同的生活质量，且存活时间与正常人的预期寿命无明显差异。患者及家属在得知患病之后，不妨积极寻找一些治疗成功的案例，与其他结直肠癌患者一起学习。学习应对困难的能力以及乐观的生活态度；保持良好的心态，以及一种对未来的希望，以增加对于治疗和康复的信心。

4. 加入一个病友互助小组

在确诊患了结直肠癌症后，您可以在诊断的医院或者接受治疗的医院寻找一些病友互助小组，选择一个合拍的小组加入。互助小组的成员们有着某些相似的遭遇，他们会更容易理解您的心理状态。在小组内的相互鼓励、相互支持会让您在面对癌症时更加坚强。

5. 树立战胜疾病的信心

结直肠癌患者不仅应该接受残酷的患病现实，更应该树立战胜病魔的决心。如果自暴自弃，那任谁也无能为力了。在接受现实、了解相关知识后，保持积极乐观的情绪、心胸开阔的状态，积极配合医生，完成治疗计划，从而提高疗效。

6. 发展业余爱好，丰富生活

听听音乐、看看书、养养花草，这些业余爱好能够很好地转移注意力，提高身体免疫力。因此，结直肠癌患者可以在保证休息的基础上，发展业余爱好，丰富自己的生活。

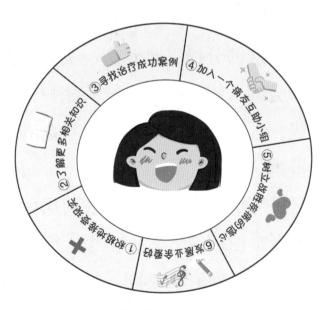

积极面对疾病

第二课　启动医疗保险和商业保险

1. 什么是医疗保险

医疗保险，简称医保，作为社会保险的一种，可以让广大老百姓"看得起病、用得起药"。医保分为两种：城镇职工医保及城乡居民医保。

城镇职工医保的参保人员为与单位或者企业签订劳动合同的在职职工，医保费用由个人及单位按一定比例共同缴纳，通常为个人 20%，单位 80%；医保所缴费用会进入两个不同的账户，一个为个人账户，一个为统筹账户。我们自己所缴的费用会进入个人账户，这部分钱平时看病、买药都能用。单位所缴部分会进入统筹账户，统筹账户结合了所有参保人的钱，可以在规定的医疗花费范围内拿出来给参保人报销。

城乡居民医保的参保人员为农村居民、未成年人、退休或者自由职业者等，由个人缴费及政府补贴。与城镇职工医保有所不同，城乡居民医保个人及国家补贴均进入统筹账户，除了一些规定的药品外，不能用来买其他药。

2. 医保报销范围及比例

医保报销范围主要看医保目录，包括医保药品目录、诊疗项目目录和医疗设施服务范围目录。

医保药品目录：分甲乙两类。甲类目录里的药可以全额纳入报销范围，之后按规定比例报销；乙类目录药品需要自付一定比例，剩下的再纳入报销范围，然后再按规定比例报销。需注意，减肥药、解酒药、治疗不孕不育的药物不能报销。

诊疗项目目录：挂号费、病历工本费、美容项目、整容项目等不能报销。

医疗设施服务目录：定点医疗机构提供的，在接受诊断、治疗和护理过程中必需的服务设施，急救车使用费、住院陪护费、洗理费和文娱活动费等不能报销。

需要支付的医疗费用＝总医疗费－医保报销费用

医保报销费用＝【（甲类药品全部费用＋乙类药品扣除自付部分的费用＋其他符合医保规定的费用）－起付线】× 报销比例

起付线及报销比例各省市不同，具体可向当地医保部门询问。医疗机构等级不同，报销比例也不同，通常是低级医疗机构报销比例＞高级医疗机构报销比例。

注意：当患重病时，医疗费用过高，超出医保报销封顶额，普通家庭不能承受所需承担的医疗费。此时，大病医保可以进一步报销。而大病医保具体实施方案各省市不同，详细可询问当地医保部门。

3. 医保启动

参保人在参保地定点医疗机构中，选择一家就诊。就诊时使用社保卡挂号、办理住院，当医疗费用达到医保的起付线以后，医保自动启用报销。若就诊时未携带医保卡，可在就诊后补登记医保信息后自动报销，或准备相关资料到参保地社会服务大厅办理手动报销。需要准备的票据及材料列举如下：

（1）门（急）诊：收据、药品处方、检查治疗费用明细。

（2）住院费用：收据、费用清单、结算单、医学诊断证明。

（3）各种检查化验报告单都必须附明细。

（4）医保已实时结算的费用报销需填写《保险金给付申请书》。

4. 异地医保报销

首先明确什么是异地就医，就是参保地与就医地不同，比如在 A 城市缴纳医保，在 B 城市就医。无论是在本地还是在异地就医，医保都必须在医保定点医疗机构才可以使用。

（1）异地门诊：目前，由于门诊政策不统一，普通门诊的统筹直接结算仅在长三角地区、京津冀地区、西南五省区试行，异地定点药店的购药（个人账户）刷卡也仅有部分地区（西南五省区）在试行。另外，提醒大家及时看现行规定。

（2）异地急诊：只要是急诊或者抢救，在医保定点医疗机构产生符合医保报销范围的医疗费用，都是可以医保报销的，不论异地还是本地。遇到紧急情况需要就诊，如果来不及办理异地就医直接结算，可以选择拿单据回参保地手动报销。需要注意的是，除当次的医疗收费票据外，就医者还要记得向医疗机构索取急诊证明、药品处方、费用明细等报销所需的材料。如果票据丢失，只要按照参保地相关政策办理遗失票据补办手续，就可以正常报销。

（3）**异地住院：**①医保可以异地统筹结算的情形，向参保地（本地）医保部门办理备案（并选择就医地区）→带上社保卡（电子/实体）前往异地的定点医院就诊→可享受出院直接结算。②异地需要先行垫付后报销的情形：未向参保地医保部门办理备案或异地突发急诊住院的，可持医保卡就医，先垫付全部医疗费用，后持相关票据回当地医保部门进行报销。

5. 商业医保如何报销

（1）发生保险事故后（疾病诊断后），及时通知保险公司。

（2）在保险公司的协助下，准备好申请报销所需要的资料：如果是门诊，一般需要门诊病历本、门诊发票等；如果住院，则一般需要疾病诊断书、出院小结、医保结算单、住院费用清单，住院费用发票等；若是意外事故，一般还需要提供意外事故证明等。

（3）被保险人诊疗完毕，资料准备齐全，向保险公司申请报销。

（4）保险公司审核通过，则可进行报销。

第三课　知晓需要完善哪些检查

1. 入院情况

入院患者大致分为两种：急诊入院和平诊入院。

（1）**急诊入院**：即因大肠癌所导致的比较危急的症状而入院，如肠梗阻，症状表现为难以忍受的腹痛、腹胀，并伴有数天停止排气、排便；消化道穿孔，临床表现为严重的腹痛，伴有全腹压痛，反跳痛。

（2）**平诊入院**：一般是轻度或中度肠梗阻、腹部包块、便血等大肠癌的临床症状，或者肠镜检查发现恶变息肉或肿物，通过门诊挂号入院。

2. 平诊入院

（1）**入院检查**：患者首先办理入院，并进行医保登记，之后医生会详细询问患者病史，填写入院相关文书并安排相关检查。入院采血项目包括：血细胞分析及血型、生化系列、C 反应蛋白、凝血、感染八项、肿瘤标志物、尿常规等，年龄较大的患者还需要补充检查心肌酶、肌钙蛋白及 BNP，糖尿病患者需补充检查糖化血红蛋白，肺功能较差或者伴有缺氧症状的患者需要补充检查血气分析。

心电图、心脏超声能够判断心脏具体功能状况；肺功能及肺 CT 能够判断呼吸功能。心脏功能及呼吸功能决定能否实施麻醉及手术。当心脏功能和肺功能这两项麻醉基本指标较差时，需要请相应科室会诊，指导并调整用药。

腹部彩超及腹部 CT 可大致判断肿块部位，是否侵犯周围脏器及肿块周围一般状况，并探查其他腹部疾病。若可疑病灶出现转移，患者需要补充检查增强 CT，即将显影剂通过静脉打入患者体内，用 CT 观察可疑转移灶周围血供以确定是否出现转移，但部分患者对造影剂过敏，需要配合医生做好检查前的评估。

若入院时有肠镜及病理则不需要补充肠镜检查，但仍需准备之前肠镜所取的病理，在住院科室病理科会诊以确定肿块的良恶性；若入院时发现息肉或肿块，且未取病理，病理性质未确定良恶性，或者未将息肉切除，则需要补充肠镜检查。通过肠镜对肠腔内部进行观察，判断肿块的良恶性；肠梗阻的患者若难以手术，或者疾病处于急性期，也可通过肠镜放置支架以解除梗阻。若梗阻较重，内镜不能通过，不能观察到全部大肠，需要补充结肠三维 CT 检查（通过肛门向肠腔内充气，通过 CT 以观察肠腔内部状况）。

另外，对于直肠癌患者，则需要补充直肠核磁。肠镜及结肠三维检查前需要进行肠道准备，通过服用泻药排净肠腔中的粪便，以得到最佳的检查结果。直肠核磁检查前需要灌肠以清理直肠，达到最佳效果。

急诊入院处理需要哪些检查需要根据患者当时的状况判断。

（2）**术后检查**：术后需要通过观察血液中的相关指标以判断恢复情况。当患者每天见少量或无腹腔引流液引出时，需要行腹部彩超观察腹腔是否有积液，以判断能否拔除引流管。

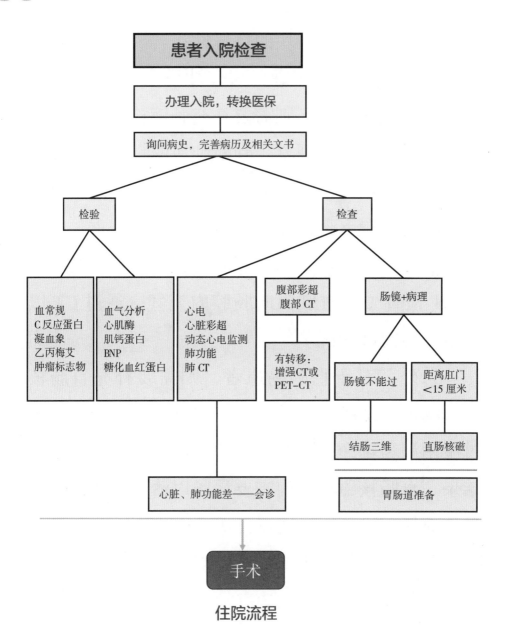

住院流程

扫描二维码，观看 CT、增强 CT、
结肠三维 CT、直肠核磁、肠镜真实检查照片

第四课　重点了解：大肠癌的手术方式

可以根据肿瘤的大小和患者意愿选择不同的手术方式。

1. 传统手术

所谓传统手术是指常见的开腹手术，通常在腹部做一个长 15～25 厘米的切口，逐层打开腹壁，进入腹腔，暴露手术视野，找到病灶部位，在直视下用手和手术器械进行分离、切割、吻合和重建等手术操作。传统手术的优点是手术部位显露较好，可以直接用手进行操作，可以完成各种高难度的手术和精细操作，并且术者可以通过触摸感觉局部病变情况，而且可以加固吻合口和重建腹腔的各种结构；缺点是切口长、手术创伤相对较大、恢复较慢。

2. 腹腔镜手术

近年，腹腔镜已经逐渐成为结直肠癌手术治疗的主要选择之一，其手术适应证和传统开腹手术类似，包括各个部位的结直肠恶性肿瘤。随着腹腔镜手术技术和器械的发展，以及麻醉和全身支持水平的提高，其适应证已有了很大的扩展。现在最新的腹腔镜结直肠癌手术其适应证为可根治性切除的结直肠癌。腹腔镜手术是从腹部的几个小切口，将手术器械（如镜头、超声刀等）伸入腹腔，通过高清显示屏可以观察到病灶所在部位，并且在显示屏的视野暴露下完成手术操作。腹腔镜结直肠癌手术的方式具体来说分为以下三种：

（1）**全腹腔镜结直肠手术：**病灶及周围组织的切除、吻合完全在腹腔镜下通过手术器械完成，技术要求较高，手术时间较长，手术花费也较高。

（2）**腹腔镜辅助结直肠手术：**病灶所在肠段的切除和吻合通过腹壁小切口辅助下完成，是目前应用最多的手术方式。

（3）**手辅助腹腔镜结直肠手术：**在腹腔镜手术过程中将手通过腹壁小切口伸入腹腔中进行辅助操作完成手术。

3. NOSES

全称为经自然腔道取标本手术，英文全称为natural orifice specimen extraction surgery，其定义为使用腹腔镜、机器人、肛门内镜微创手术等设备平台完成腹盆腔内的各种常规手术操作（包括切除病灶和重建解剖结构），经人体自然腔道（直肠、阴道或者口腔）取标本的手术。因为本手术式取病灶、标本不经过腹壁，仅仅在腹部留下几个微小的瘢痕（俗称疤痕），表现出了极佳的微创效果。

目前，NOSES 已经应用于腹盆腔的各个组织和器官，其中就包括结直肠。结直肠癌 NOSES 主要包括经肛门和经阴道两种取标本途径。肛门是目前最普遍应用的取标本途径，主要适用于标本小、容易取出的患者。而阴道因为具有良好的延展性，适用于标本较大，无法从肛门取出的女性患者。

扫描二维码，
观看真实 NOSES 术后腹部照片

可根据肿瘤的部位选择不同的术式。

1. 左半结肠切除术

适用于盲肠、升结肠、结肠肝曲的癌肿，切除范围包括右侧一半的横结肠、结肠肝曲、升结肠、盲肠、长为15～20厘米的末端回肠，以及所属肠系膜和淋巴结、切除横结肠所属大网膜、右侧腹膜的脂肪淋巴组织。切除后做回肠与横结肠端端吻合术或者端侧吻合术。

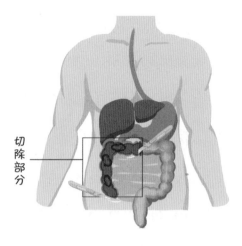

左半结肠切除术

2. 横结肠切除术

适用于横结肠中段癌，切除范围包括结肠肝曲、脾曲、整个横结肠及其系膜、淋巴结，包括胃结肠韧带以及淋巴结。切除后行升结肠与降结肠端端吻合术。

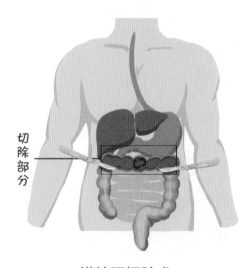

横结肠切除术

3. 右半结肠切除术

适用于结肠脾曲、降结肠、降结肠与乙状结肠交界处癌肿。切除范围包括横结肠的左 1/3、结肠脾曲、降结肠，并根据降结肠癌位置的高低，切除部分或全部乙状结肠，以及切除结肠系膜和淋巴结，切除横结肠所属的胃结肠韧带，然后行结肠间或结肠与直肠端端吻合术。

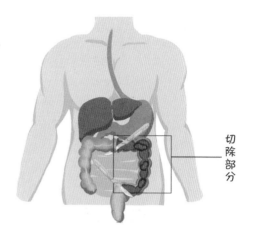

右半结肠切除术

4. 乙状结肠癌根治术

根据乙状结肠癌的长短和癌肿所在的部位，切除乙状结肠以及部分降结肠和直肠。总之，要切除距癌肿边缘足够距离的肠管及所属肠系膜和淋巴结，然后行结肠直肠吻合术。

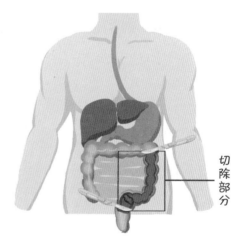

乙状结肠癌根治术

5. 直肠癌根治术

（1）**腹会阴联合直肠癌根治术（Miles）**：适用于癌肿下缘位于腹膜返折以下，即癌肿距肛缘7厘米以下，包括肛管癌。切除范围包括了乙状结肠下部（距癌肿上方 15 厘米以上）、全部直肠、肠系膜下动脉及周围淋巴结（乙状结肠系膜内）、肛提肌、坐骨直肠窝内脂肪、肛管和肛门周围 5 厘米直径的皮肤及肛门括约肌，在左下腹壁行乙状结肠造瘘术，形成永久性人工肛门。

（2）**经腹腔直肠癌切除术（经骶前切除术，Dixon手术）**：适用于距肛缘 7 厘米以上的直肠癌。在腹腔内行直肠与乙状结肠端端吻合术，保留肛管和肛门括约肌。目前因吻合器的使用和术前放疗的应用，使得某些更低位的直肠癌得以完全低位或超低位吻合。

（3）**Hartmann 术：**为直肠肿瘤切除后远端封闭、近端造口的手术方式。该手术主要用于不能耐受手术，或已有肛门功能不全的老年患者。分离到足够切缘后，由于是针对低位直肠癌，经肛门内荷包缝

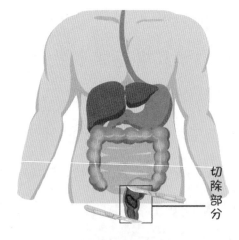

切除部分

直肠癌根治术

合将肿瘤隔离，充分冲洗残留直肠肛管后，经腹用闭合器离断或经肛门离断，封闭残端。该手术对部分患者可免去肛门切除手术，术后恢复快。

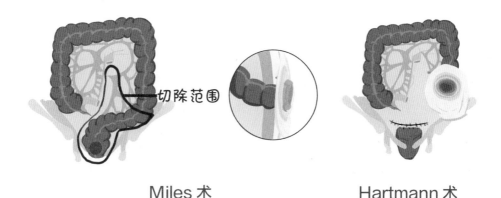

Miles 术　　　　　　　　　　Hartmann 术

第五课　关注围手术期并发症的预防和治疗方法

围手术期是围绕手术的一个全过程，从患者决定接受手术治疗开始，到手术治疗直至基本康复，包含手术前、手术中及手术后的一段时间。具体是指从确定手术治疗时起，直到与这次手术有关的治疗基本结束为止，时间为在术前 5 ~ 7 天至术后 7 ~ 12 天。

1. 术后出血

所有的外科手术都可能发生术后出血，可威胁患者术后恢复，甚至生命。近年来，随着止血材料及手术器械的更新，术后出血的概率较过去已极大降低。

结直肠癌手术后的出血可能发生在手术切口部位、肠道内及腹腔内手术部位。在手术切口处的出血可以通过肉眼观察到，或者可通过皮下引流管观察。

术后一般引流液为淡红色，不需要处理，定期观察即可，若引流液为鲜红色，则需要联系主管医生。

手术后肠管吻合时一般会有少量出血，术后肠道功能恢复后并排便时，会排出暗红色便，这排出的是吻合口吻合后残存的血液，不必担心，若排出鲜红色血便，则需要联系主管医生。

腹腔内的出血可以通过术中留置的腹腔引流管观察到，手术后手术部位会有少量渗出，引流液会表现为淡红色，若当腹腔引流管中出现血性液体时应警惕腹腔内出血。

除了这些出血的局部表现以外，出血也可以有全身表现，当患者出血量大时，可能会出现全身血容量不足的症状或体征，如心率升高、血压降低等。

患者术后出血的原因可分为全身因素及局部因素。全身因素包括凝血功能异常、化疗后血小板数目减低及严重感染侵及血管导致局部出血等。术后出血的局部因素有手术止血不彻底、结扎线脱落、术中痉挛的血管在术后舒张出血等。防治措施有：术前完善凝血功能检查及血小板计数，停用长期抗凝药改用临时抗凝药等。术后积极观察手术患者引流情况、伤口有无渗出、有无低血容量表现及上述出血表现。大部分患者的出血量较少，无须特殊处理。如出血量较多，可以静脉给予止血药物，或者口服云南白药、输血或者冰盐水灌肠等处理。如出血仍无法停止，应及时内镜检查，评估是否可以内镜下止血。如出血持续较多，内镜下止血困难，或者出血量较大，危及生命，应及时手术治疗。

2. 术后疼痛（疼痛分级、止痛方式）

术后疼痛是术后最常见的并发症，通常发生在手术后 3 天的急性疼痛，性质为急性伤害性疼痛，是机体受到手术刺激（组织损伤）后的反应。术后疼痛对机体的短期影响有：①增加机体的耗氧量；②心率加快、血管收缩、心脏负荷增加，严重可诱发冠心病患者发生急性心肌梗死；③引起呼吸浅快、肺通气减少、无法有利咳嗽以排出呼吸道分泌物而导致肺部感染；④减少胃肠蠕动、延长胃肠道恢复时间；⑤神经内分泌应激等。而疼痛的长期持续可能发展为慢性疼痛，慢性疼痛则是疾病，需要治疗。

一般情况下，结直肠癌手术后都会感到腹痛，通常为持续性，若突然出现腹痛应当判断是否为以下几类：①腹带太松，无法起到保护切口的作用，下地、咳嗽、排便、运动等导致腹内压增高，伤口受到牵拉，可通过增加腹带紧度、咳嗽时捂住刀口预防；②引流管受到牵拉，引流管通常是用手术缝线固定在皮肤上，引流管受到牵拉会导致皮肤受到牵拉，家属可将引流管固定在患者身上，防止牵拉；③体内胃肠道活动，受到引流管刺激导致的腹痛，通常表现为下地活动后疼痛加剧，休息时疼痛缓解，待临近出院拔出引流管后即可消失；术后疼痛的程度评估主要方法有视觉模拟评分法和数字等级评定量表，视觉模拟评分法是用一条长 10 厘米的标尺，其一端标示"无痛"，另一端标示"最剧烈的疼痛"，患者根据疼痛的强度标定相应的位置。而数字等级评定量表则是用 0~10 数字的刻度标示出不同程度的疼痛强度等级：0 为无痛，10 为最剧烈疼痛；4 和 4 以下为轻度疼痛（疼痛不影响睡眠）；5~6 为中度疼痛（疼痛影响睡眠，但仍可入睡）；7 和 7 以上为重度疼痛（疼痛导致不能睡眠或从睡眠中痛醒）。

结直肠癌术后镇痛对术后恢复具有重要意义，主要的止痛方式是药物治疗。止痛药物给药方式根据患者的不同情况选择。止痛药物包括：非阿片类，如双氯酚酸钠、布洛芬、氟比洛芬酯等，对轻度疼痛治疗效果佳；弱阿片类，如可卡因、曲马多等，主要适用于中度疼痛；强阿片类，如吗啡、芬太尼等，主要适用于剧烈疼痛。此外，激素（如地塞米松等）、抗惊厥药物、吩噻嗪类药物也可以辅助止痛。注意，以上所有的止痛药物均应该在医生的指导下规范合理地使用。

3. 切口并发症

（1）切口裂开：腹内压过高及切口愈合不佳是切口裂开的最主要原因。腹水、低蛋白血症、贫血、高龄和切口感染是切口愈合不佳的主要原因，腹内压突然增加极易诱发切口裂开。切口裂开的预防方法：积极治疗基

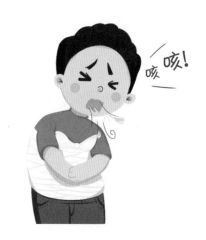

术后绑紧腹带，
咳嗽时捂着肚子

础疾病、避免腹内压骤升（如避免剧烈咳嗽，咳嗽时捂住肚子）、纠正基础疾病及低蛋白血症、术后常规使用多头腹带加压包扎。

（2）切口感染：结直肠癌手术由于其特殊的局部位置，有着比其他手术更高的切口感染风险。预防方法：在围手术期积极控制血糖、血压及治疗其他基础疾病可以有效降低切口感染的风险。术后患者可以向医生询问具体的切口保护和注意事项。

4. 呼吸系统并发症

老年患者术前有慢性阻塞性肺疾病（COPD）、肺气肿等呼吸系统疾病，或者患者术前有吸烟史、

胸部外伤，将导致患者术后出现各种呼吸系统并发症，最常见的就是肺部感染，并且常常伴有呼吸困难及低氧血症。

预防：①术前锻炼呼吸功能，如吹气球、爬楼梯等，戒烟，以及治疗原有的支气管炎或慢性肺部感染；②雾化、止咳、平喘等相关手段与药物应用；③腹带包扎松紧适宜，避免限制呼吸的固定或绑扎；④鼓励患者深呼吸咳嗽、体位排痰或给予药物化痰，以利支气管内分泌物排出，患者家属应该协助患者翻身、拍背及体位排痰，鼓励患者自行咳嗽排痰。

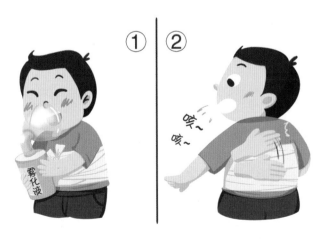

术后雾化，雾化后辅助拍背咳痰

5. 吻合口并发症

（1）**吻合口出血**：是结直肠术后较常见的并发症，临床上主要表现为术后反复排鲜红或暗红色血便，有时可伴有里急后重等直肠刺激症状。大量的出血引起血流动力学紊乱时，可出现心动过速、血压降低、血红蛋白水平下降甚至尿量减少等表现，若腹腔内大量出血还会引起腹部膨隆。吻合口出血的发病率在 0.5% ~ 9.6%。出血通常发生于术后 4 小时至 9 天，多见于术后 24 小时内。危及生命的术后吻合口出血较为罕见，发生率为 0.5%。

大多数出血为自限性疾病，通过补液、输血、应用止血药物等保守治疗可自愈。

严重的吻合口出血需要急诊内镜下干预乃至手术探查止血。术后患者若发现自己有上述症状或不适，应该及时与治疗医生沟通，以便及时处理。

（2）**吻合口瘘**：结直肠癌术后吻合口瘘是结直肠癌手术后最严重的并发症之一。吻合口瘘的发生与患者全身状况、术前肠道准备、吻合口血运与张力、盆腔感染及引流不畅等原因有关。吻合口瘘常发生在术后 4 ~ 9 天，由于左半结肠血运较右半结肠差，且粪便中含有较多细菌，吻合口瘘多见。

充分的肠道准备，保证良好的血运和无张力吻合是预防吻合口瘘的最主要措施，手术前须确保肠道排空，无液体或粪便积存。对于术前肠道不完全性梗阻的患者，会在术前 4～5 日提供少量无渣流质饮食并行肠外营养支持，并于术前 1 天行清洁灌肠。

一旦发生吻合口瘘，需要通过通畅引流，抗炎等措施，必要时通过手术治疗。

6. 心脑血管并发症

（1）脑梗死：伴有多种内科疾病的老年患者接受手术后常发生。老年患者，若既往有脑血管病史，术前停用抗栓药，以及手术麻醉药物作用导致的血管顺应性下降、血压调节能力下降、脑灌注不足等，心房颤动，都有可能诱发脑梗死。患者及其家属对患者心脑血管病史应当详细陈述，并且术后护理出现以下状况时，应当注意脑梗死的出现：①一侧肢体无力或者麻木；②一侧面部麻木或者口角歪斜；③说话不清或者语言理解困难；④双眼向一侧凝视；⑤一侧或者双眼视力丧失或者模糊；⑥眩晕伴呕吐；

⑦严重的头痛或呕吐；⑧意识障碍或抽搐；若出现上述一项表现应当立即联系医生。

（2）**心房颤动**：手术刺激、水电解质紊乱、严重感染或者术前心功能较差可能导致术后患者出现心房颤动，常表现为心跳加快、乏力、头晕眼花、心前区不适、压迫感或者疼痛，呼吸困难。可以通过扪脉（心律绝对不齐和床头心电）确诊，若出现以上表现应当联系医生。

（3）**高血压**：围手术期高血压指从确定手术治疗到与本手术有关的治疗基本结束期间内发生的血压升高，可发生于手术前、手术中及麻醉恢复期。通常分为以下两种情况：①既往高血压，围手术期血压升高幅度大于基础血压的20%；②既往无高血压，围手术期血压收缩压≥140mmHg和/或舒张压≥90mmHg。手术中应激、术后切口疼痛、尿潴留、恶心、呕吐等都可导致围手术期高血压，此时应当联系医生判断并处理。围手术期高血压容易导致出血，需要静脉或者口服降压药，每日晨起监测血压。

（4）**消化系统并发症**：恶心、呕吐是手术后常见的并发症，手术后早期出现恶心、呕吐属于麻醉药物的副反应，一般多在 4~6 小时后恢复，在此期间患者应该保持头偏向一侧，防止误吸，严重的恶心、呕吐可以与医生协商通过药物止吐。腹胀为大肠癌手术后常见的并发症，患者应该及早下地活动，促进胃肠道功能恢复。

（5）**术后谵妄综合征**：主要表现为认知障碍，老年人和有脑血管疾病史的患者术后常见，和手术创伤大小也有关系，术前患者多有焦虑，主要表现为术后精神异常，兴奋和疲劳，胡言乱语，认知障碍和定位能力缺乏，对过去的事情很清楚，不能配合治疗，自行拔除各种引流管，有日落现象（日落综合征），术后应用苯二氮䓬类药物诱发和加重。出现后家属需要引起重视，及时联系医生，这类疾病会增加其他术后并发症，多在术后 48 小时内出现。术前患者家属应当详细陈述既往病史，治疗期间加强护理，发作时不建议让患者下床，减少坠床，必要时可以应用约束带并及时报告医生。

（6）**血糖控制不佳**：由于焦虑、麻醉、手术、发热或者感染等应激反应，大肠癌患者术后血糖常不稳定，并且糖尿病患者术后常由于胰岛素抵抗使得血糖更难控制，表现为术后高血糖，患者可能出现头晕、头痛，恶心、呕吐，心跳加快，症状常不典型。建议糖尿病患者入院时自备血糖检测仪，出现身体不适时及时检测血糖并向医生报告。

（7）造口并发症：详见本书第十讲。

（8）**泌尿系统和术后性功能障碍：**尿路感染是结直肠手术后最容易发生的泌尿系统并发症，患者表现为尿频、尿急、尿痛等症状。尿路感染主要发生在术后长期留置导尿管、反复多次插导尿管的患者。

预防措施：主要包括置入导尿管时的规范消毒，术后尿道口的常规护理，术后早期训练膀胱功能，尽早期拔除尿管等。

此外，结直肠癌术后，患者可能发生性功能障碍，主要是发生在直肠癌术后。据文献报告，超过一半的直肠癌患者术后发生了性功能的恶化，包括男性的勃起、射精问题和阳痿，女性的阴道干燥和性交困难。手术损伤神经是主要原因，随着全直肠系膜切除术的应用，神经损伤较以前下降。其次，术前放疗也是神经损伤的常见原因。除了解剖结构损伤外，心理因素也起着重要作用，自我形象差、疲劳、丧失独立性、抑郁和人际关系的变化都可能损害性功能。目前，针对术后性功能不全治疗效果仍不理想，药物治疗有一定作用，包括治疗勃起障碍的一线用药西地那非、他达那非等，部分患者可以从针灸及中药治疗中持续获益。需要强调的是，心理治疗是不可或缺的，心理治疗可以改善患者术后的不良心理状态，有利于术后恢复，增强患者自信心，甚至加强药物的治疗效果。

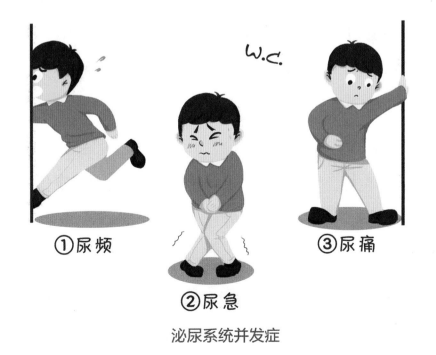

泌尿系统并发症

（9）**下肢血管血栓形成和肺栓塞：**手术中血流缓慢、手术刺激导致血液高凝状态、术后长期卧床是下肢血管血栓形成的常见病因。常表现为单侧肢体肿胀、麻木，皮肤温度降低、皮肤青紫等。肺栓塞是指各种来源的栓子阻塞肺动脉所引起的急性肺循环障碍，其发生大多数与深静脉血栓脱落有关。栓子在肺内的小动静脉中阻塞导致血液无法继续循环，氧气和物质无法运送到组织进行利用。急性肺栓塞是手术后的高危并发症，是围手术期死亡的主要因素之一，其病情凶险、病死率高。研究表明，普外科致死性肺栓塞发生率为 0.2%～0.9%。肺栓塞的危险因素可分为原发性与继发性。与手术后肺栓塞相关的危险因素多为继发性，主要包括恶性肿瘤、手术史、创伤、骨折、制动等。大肠癌患者手术后发生肺栓塞的风险较其他手术高。肺栓塞的临床表现差异大，轻症患者可无任何不适症状或仅有轻微不适症状；重症患者可出现猝死。常见症状有咳嗽、咯血、心悸、胸痛、呼吸困难（＞20 次/min）、晕厥等。预防：患者不能下地活动前，应当由患者家属帮助患者按摩下肢，辅助患者做床上活动；得到医生同意后应当及早下地活动。

（10）**前切除综合征**（anterior resection syndrome，**ARS**）：是一种直肠切除术后，由于直肠结构的改变，括约肌神经等组织损伤以及直肠排粪反射下降引起的，以便急、便频和大便失禁等为主的一系列症状组成的综合征，少部分患者也可能表现为便秘或排粪困难等症状。故前切除综合征分为两种类型：

1）**急迫型：**主要表现为排粪次数增多，甚至失禁。

2）**排空障碍型：**主要表现为排粪极度费力，排空不全。有文献报道，直肠癌低位前切除术后ARS的发生率在34.8%～72.9%。ARS受多种因素的影响，如肛门括约肌受损及神经损伤、直肠结构受损和容积减少、吻合口狭窄和直肠管壁僵硬、术前放疗以及肠道协调功能障碍。在治疗方面，对于短暂性的肠道功能紊乱可给予相应的对症治疗，鼓励患者主动练习收缩肛门来提高括约肌的力量；对于吻合口狭窄的患者可以经直肠扩张和灌洗。

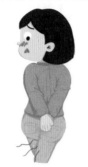
失禁、排便增多

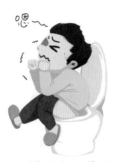
排不空、费力

前切除综合征

第六课　重点须知：为什么大肠癌手术要造口

如果癌症引起肠梗阻，外科医生可能需要通过结肠造口术来解除肠梗阻，让肠道愈合。在这个过程中，肿瘤上方的健康肠道直接与腹部皮肤相连，肠道下端关闭，粪便可以通过这条"新"路径离开身体，并被收集在附在皮肤上的塑料袋中。这个新的开口叫作造口。

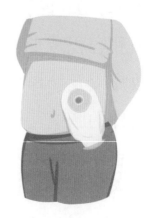
造口

通常情况下，有以下 3 种情况的患者需要做造口手术。

（1）**迈尔斯手术（Miles operation）**：又叫经腹会阴直肠切除术、腹 – 会阴联合直肠癌根治术。由于在进行腹会阴联合切除术后肛门括约肌被完全切除，无法控制肠内容物流出，不能将结肠和肛管吻合，因此需要进行结肠造口，并且是永久性的。

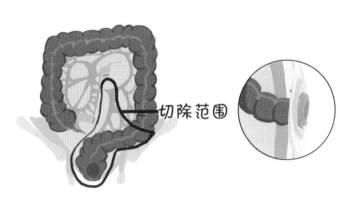

腹会阴联合切除术（Miles）及体表造口

（2）**经腹直肠切除、永久性结肠造瘘术（Hartmann operation）**：当患者全身一般情况差，不能耐受 Miles 手术（腹 – 会阴联合直肠癌根治术）或者急性梗阻不宜进行 Dixon 手术（直肠前切除术）的直肠癌患者，常常选择 Hartmann 手术。

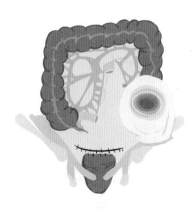

腹直肠癌切除、近端造口、远端封闭手术（Hartmann）

（3）保护性造口：又称预防性造口。在行低位切除时，为了降低吻合口瘘发生严重后果，常常行预防性造口，这种造口在手术后 3~6 个月就可以还纳。一般来说，如果需要手术后放疗或者化疗，需要在放化疗结束后再行造口还纳术。

第七课　大肠癌的化疗和化疗相关不良反应及处理方式

术后大肠癌的患者几乎有相同的疑问：我的病情是不是也要化疗？

手术和放疗只是一种局部治疗方案，虽然比较彻底，但只是对一定范围内的肿瘤起作用。但是，有些肿瘤，即使是早期切除，仍然有转移和复发的可能。因此，当我们逐渐认识到肿瘤是一种全身性疾病的时候，治疗策略就要调整局部治疗加全身巩固。化疗的过程是药物通过血液分布于全身各处，对全身各处的肿瘤细胞都有杀伤作用。

1. 化疗的分类

按照化疗的目的和作用不同，可以大致分为以下几种。

（1）**辅助化疗**：我们已经认识到了肿瘤是一种全身性疾病，虽然可以通过手术的方式把大肠癌肿块切除，但体内仍然可能有少数的肿瘤细胞，一旦定植，将可能导致肿瘤复发甚至转移。这时候应用化疗，可以尽可能地杀伤残余的肿瘤细胞，达到减少复发和转移的风险，这也是我们常见的术后化疗。

（2）**新辅助化疗**：在实际情况中经常会遇到一些体积较大、邻近重要器官或者是已经发生了远处转移的肿瘤，手术切除困难，切除范围较大，甚至不能达到根治的目的。在这种情况下，我们可以先化疗，使肿瘤体积缩小，边界清楚，让原本不能切除的肿瘤可以根除。

（3）**姑息性化疗**：对于晚期大肠癌患者，或者患者一般状态较差难以切除癌种的，虽然失去了手术前切除的机会，但我们还可用化疗达到缩小肿瘤体积、减少肿瘤负荷、解除梗阻、缓解疼痛等目的，从而提高患者的生存质量，延长患者的生存时间。

2. 哪些患者需要化疗

术后是否需要化疗主要取决于大肠癌的病理分期。简单来说，Ⅰ期的大肠癌患者，单纯的手术已经能够彻底清除病变组织并可以取得良好的治疗效果，术后可以不需要化疗。ⅡB～ⅢC期的患者，肿瘤往往侵及最外层的浆膜或者是已经有淋巴结转移，因此需要术后辅助化疗。比较特殊的是ⅡA期的患者，如果存在以下风险则需要术后接受化疗：术后淋巴结检出小于 12 个；穿孔；肿瘤周围淋巴管、血管、神经浸润；组织学分化差。

3. 常见的化疗方案

（1）XELOX：奥沙利铂＋卡培他滨。

（2）FOLFOX：奥沙利铂＋5- 氟尿嘧啶＋亚叶酸钙。

（3）FOLFIRI：伊立替康＋5- 氟尿嘧啶＋亚叶酸钙。

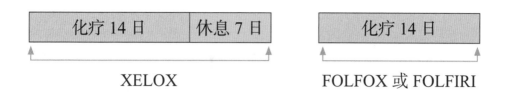

| 化疗 14 日 | 休息 7 日 |
| XELOX | |

| 化疗 14 日 |
| FOLFOX 或 FOLFIRI |

　　XELOX 方案为每 3 周 1 个治疗周期，每次开始时到医院静脉滴注药物并口服口服卡培他滨 14 天，停药 1 周，再到医院用药，以此往复。FOLFOX 和 FOLFIRI 方案每 2 周 1 个治疗周期，到医院用药后，在家中休养。术后常规化疗一般持续 8~12 个周期，为 6 个月左右，临床医生根据患者具体情况制定具体方案。

4. 门诊用药

　　首先，由于化疗药物的进步和改良，目前绝大部分化疗药物的毒性患者是可以耐受的，不需要医护人员进行特别处理。其次，除了一些特别的化疗方案，绝大部分的药物可以在门诊给予，其效果与是否住院并无关联。在门诊接受化疗，患者能够得到家属在心理和生理方面更多、更好的照顾。特别是在饮食方面，院内饮食一般比不上家里的饮食。而精神和营养方面的支持对于肿瘤患者的免疫力是很关键的，这远比那些所谓的提高免疫力的药物或保健品来得有效。

门诊的化疗流程较住院化疗简单，医院门诊注射室还配备了有经验的肿瘤内科医生来处理突发的不良反应，如药物过敏等，这也极大地保证了门诊化疗的安全性。得了癌症固然是不幸的，但无论是患者还是家属都需要对当今医疗条件下的化疗给予正确认识，化疗并不是想象中的那么可怕。只要处理得当，化疗在门诊或住院进行，本质上是没有区别的。而前者患者能够与家人有更多的相处时间，享受亲情的温暖，何乐而不为呢？

5. 术后身体恢复到什么情况可以接受化疗

现在一般主张手术后 4 ~ 6 周开始化疗，效果比较好，此时患者的身体已经从手术中恢复过来，饮食已经基本恢复正常，可以较好地耐受化疗。

6. 化疗的药物

大肠癌的化疗包括治疗药物和辅助用药两部分。治疗药物就是化疗药，大肠癌常用的化疗药物包括奥沙利铂、伊立替康、替加氟、5- 氟尿嘧啶（5-FU）、卡培他滨等；辅助用药主要是预防化疗药物的不良反应及保护脏器功能，主要包括止吐、保护胃黏膜及肝肾功能、提高免疫力等药物。

7. 化疗的不良反应

化疗药物不仅破坏癌细胞本身，对增殖比较快的正常细胞也有杀伤作用，但产生的不良反应是可以预防的，应该正确对待化疗的不良反应，消除紧张和恐惧感。几乎所有的化疗药物可能产生不良反应，比如 UGT1A1 基因的突变来预测药物伊立替康可能造成的腹泻，但不等于说所有的不良反应都会出现，这取决于个体差异。

所有的患者每次化疗前都应该做好心理准备，积极了解本次化疗方案、药物以及可能出现的不良反应，积极采取预防措施使这些不良反应不出现或减轻，一旦出现不良反应则应当立即采取相应措施。

大肠癌化疗药物常见的不良反应如下。

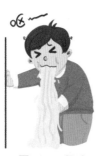
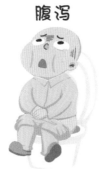

腹泻

恶心、呕吐　　　　　　　　手足麻木

三类常见的不良反应

（1）**恶心、呕吐**：是常见的胃肠道反应。

预防措施：主要是应用格雷司琼，可以明显减少恶心、呕吐的反应。同时予以心理调节，消除化疗的紧张情绪对减少恶心、呕吐的发生具有明显的效果。另一方面，国内外研究表明，中药，如生姜等预防化疗所致的恶心、呕吐疗效显著；针刺内关、合谷等穴位，也可减轻恶心、呕吐。

患者生活中的预防方法：①饮食宜清淡可口、富含营养，以半流食为主。少食多餐，避免产气、辛辣和高脂食物，避免过热、过甜、油腻及刺激性食物。并根据患者口味，调整饮食。②避免不良环境的因素，如油烟、呕吐物、排泄物，创造安静、整洁、舒适的治疗环境。当患者恶心、呕吐时不要让其进食，呕吐时准备非透明容器并及时清理呕吐物。给患者漱口，保持口腔清洁。③化疗当天早晨最好6点以前进食早餐，这样间隔时间长些，可以减少恶心，恶心、呕吐严重时，在化疗前30分钟予以止吐药物以减轻症状。

（2）**腹泻**：在大肠癌的化疗中，腹泻较为常见，特别是在应用伊立替康的时候。化疗引起的腹泻按时间分类可分为早发性和迟发性，它们由不同的机制产生。腹泻造成的后果可能是严重的。按腹泻次数可分为三级：轻、中、重度腹泻。轻度腹泻多为每日排便次数不超过 3 次，临床症状较轻，没有水电解质紊乱，此时应该停止所有含有乳糖、乙醇的食物及高渗性食物，少食多餐，进食易消化吸收的食物，调整饮食结构，可使用洛哌丁胺，并补充水分，增加腹部保暖。中度腹泻，每天排便4~6 次，可出现全身症状，此时就应该停止化疗，到医院急查血清离子水平，并静脉补液治疗；查便常规和粪便中细菌情况，必要时用抗生素防治。严重腹泻指一天排便超过 6 次，或体温上升到 38.5 摄氏度以上，伴有急性重症、血便或粪便中的白细胞并且伴有水电解质紊乱，此时应该严密监测离子水平及血压变化，静脉补液，抗感染。早发性腹泻通常在静点伊立替康时或结束后的短时间内发生，它通常是暂时性的，很少为严重性的。可在使用伊立替康前预防使用硫酸阿托品。迟发性腹泻通常在使用伊利替康 24 小时后发生，滴注后第 5 天前后出现者较多见，持续时间可能较长，严重者可导致脱水、电解质紊乱或感染，甚至危及生命。此时，大部分患者已经接受化疗在家休养，因此须加大宣教。一旦出现粪便不成形或者稀便，或排便频率比以往增多时就该使用洛哌丁胺进行治疗。腹泻患者需严密监护，如果出现脱水要补水和电解质，如果出现肠梗阻、发热或严重的中性粒细胞减少时需要补充维生素治疗。

分类	表现	处理
早发性腹泻	通常在静脉滴注伊立替康时或结束后的短时间内发生，它通常是暂时性的，很少为严重性的	可在使用伊立替康前预防使用硫酸阿托品
迟发性腹泻	通常在使用伊立替康24小时后发生，滴注后第5天前后出现者较多；持续时间可能较长，严重者可导致脱水、电解质紊乱或感染，甚至危及生命	一旦出现粪便不成形或者稀便，或排便频率比以往增多时就该使用洛哌丁胺（易蒙停）进行治疗。腹泻患者需严密监护，如果出现脱水要补水和电解质，如果出现肠梗阻、发热或严重的中性粒细胞减少时需要补充维生素治疗

续表

分度	表现	处理
轻度腹泻	多为每日排便次数不超过3次，临床症状较轻，没有水电解质紊乱	此时应该停止所有含有乳糖、乙醇的食物及高渗性食物，少食多餐，摄入易消化吸收的食物，调整饮食结构，适当改变食物，可使用洛哌丁胺，并补充水分，增加腹部保暖
中度腹泻	每天排便4次到6次，可出现全身症状	此时就应到医院急查血中离子水平，并静脉补液治疗；查便常规和粪便中细菌情况，必要时用抗生素防治
重度腹泻	一天排便超过6次，或体温上升到38.5℃以上，伴有急性重症、血便或粪便中有白细胞并且伴有水电解质紊乱	此时应该严密监测离子水平及血压变化，静脉补液，抗感染

（3）**周围神经炎**：主要为奥沙利铂的不良反应，分为急性神经毒性和慢性神经毒性。

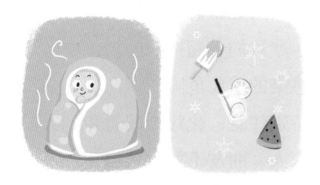

化疗期间及化疗后应该避免接触冷的东西，注意保暖

急性神经毒性	表现为在输注期间或输注完后数小时内迅速发作的末梢神经感觉异常或障碍，如手或脚指端麻木或感觉减退，可逆性的急性咽喉感觉异常。可因为暴露与寒冷而触发或加重，但持续时间短，多在几小时或几日内自发缓解，急性毒性反应的持续时间不超过 7 天
慢性毒性反应	是随着奥沙利铂剂量的积累，感觉障碍的持续时间越长，其主要表现为手足和口周麻木、疼痛及感觉异常或感觉迟钝，严重时可影响肢体功能导致患者生活质量下降。轻度慢性神经毒性具有可逆性，一般停药 1 年后逐渐恢复，其预防和治疗措施有：在用药最初的 1 ~ 2 小时内避免冷刺激，注意保暖，包括避免冷饮、接触冷物等，一旦出现喉痉挛，立即吸氧，应用支气管扩张药或者激素，解除痉挛，改善通气，在症状出现后中药外敷、熏洗以及针灸都有一定功效

（4）**骨髓抑制**：主要表现为白细胞、血小板和红细胞计数的减少，其中白细胞减少更加多见。白细胞的主要作用是抵御有害细菌、病毒对人体的侵害，所以，严重的骨髓抑制、白细胞减少，是肿瘤患者并发感染的重要危险因素。因此，白细胞减少的患者要特别注意，化疗期间避免到人群密集的地方，也请家人、朋友不要过多探望，尤其是不要与感冒、发热的人接触，尽量减少可能发生感染的

机会。化疗后要定期复查血常规，口服升白细胞药物加以预防，当白细胞总数在 $2.0 \times 10^9/L$ 以下的患者，应该及时到医院注射 G-CSF（粒细胞集落刺激因子）。血小板减少的发生率较低，平时口服升血小板胶囊预防血小板下降，当血小板小于 $20 \times 10^9/L$ 时，有高度出血危险，应该及时输血。

（5）**手足综合征：** 是卡培他滨等药物的常见不良反应，主要表现为手足色素沉着、红斑、肿胀，严重者出现脱屑、水疱、溃疡和剧烈疼痛。患者出现这些表现时应该报告医生，居家服药期间也可自我管理。首先，服药期间穿戴宽松的鞋袜和手套，避免皮肤受到阳光直射；其次，冷水浸泡可以减轻症状，注意手足的保湿，涂抹尿素霜保湿，如有溃疡可外用抗生素；另外，口服维生素 B_6 50～100 毫克，一日 3 次，可预防及减轻卡培他滨引起的手足综合征；最后，手足综合征的发生可

扫描二维码，
观看手足综合征真实照片

能与 COX-2 过表达有关，因此可针对性使用塞来昔布减轻手足综合征引起的疼痛。

（6）药物性皮疹： 指用药引起的皮肤黏膜炎症反应，且每次发作部位均固定。药物性皮疹大多为用药数分钟后出现，也有数周或数月才出现的。这些皮疹多为全身性、对称性分布且颜色较为鲜艳，皮疹部位常伴有明显的瘙痒，且停药后可快速消退，但再次服用同一致敏药物又可复发。部分患者既往有过敏性疾病病史，如哮喘、湿疹或药物过敏史，这类患者往往存在过敏体质，皮疹的发生率较高。预防及治疗：皮肤干燥，可用润肤露、凡士林等；阳光照射可加重皮疹，所以应避免皮疹部位受到阳关直射；外用激素类软膏、维 A 酸类软膏可减轻症状。如有瘙痒，可用抗组胺药；有感染时，可用抗生素；当出现水疱、坏死及其他皮肤损害时，应当咨询皮肤科医生。

扫描二维码，
观看药疹真实照片

（7）**焦虑、抑郁和失眠**：患大肠癌后，疾病不仅影响着患者的身体健康，也对患者的心理健康造成了严重的威胁。许多大肠癌患者在诊断之后出现了心理及情绪改变，如焦虑、抑郁及失眠。化疗后由于药物的直接或者间接的作用，更加重了患者的不良情绪变化。化疗期间的失眠，会影响患者的精神状态，甚至引起神经衰弱造成疲劳、精神不振甚至可能影响食欲。所以如果患者有严重失眠，就要给予对症治疗，可以给患者一些缓解焦虑、抑郁的药物或镇静药。同时，化疗后注意调整心态，平时要保持心情愉快，懂得合理宣泄自己的情绪，睡前饮食清淡，心情放松，避免劳累，不要经常熬夜，养成良好的生活习惯。

（8）**脱发**：很多注意形象的癌症患者对于脱发这一副反应尤其注意。遗憾的是，到目前为止，医生仍然无法用药物来防止脱发。并不是所有方案都会导致脱发，另外，即使出现大家也不要过分担忧，一般来讲，停药 1~2 个月后头发会重新长出，而且往往比以前更黑更有光泽。

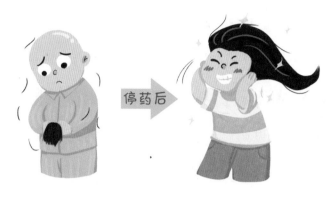

大多数脱发停药后即可长出

第八课　大肠癌的放疗和放疗相关不良反应及处理方式

1. 什么是放疗

在正常组织能够耐受的情况下，用各种能量的放射线，最大程度地杀伤肿瘤细胞的手段称为放疗。放疗作为治疗恶性肿瘤的一种重要手段，对于许多癌症可以产生较好的效果。放疗可以单独应用，也可与手术、化疗等方法相结合。作为综合治疗的一部分，放疗可以提高癌症的治愈率。在手术前先做一段时间的放疗，可以使肿瘤的体积缩小，还可为原本不能手术的患者争取到手术的机会，对于晚期癌症，放疗有减轻局部症状、缓解患者痛苦的作用。

2. 哪些患者需要接受局部放疗

大肠癌的治愈率和肿瘤的局部控制状态密切相关，放射治疗是除手术外最有效的局部治疗手段。局部放疗是大肠癌治疗的主要方法之一，通常与其他方法联合使用，从而达到最佳的治疗效果，以此来降低手术风险，争取根治的机会。放疗还可以帮助出现转移、复发的患者减轻症状，延长生命。术前接受放射治疗不仅可以缩小肿瘤体积，使已经转移的淋巴结缩小或者消失，还可减轻粘连，降低肿瘤细胞活性以及闭合脉管，从而达到降低手术中肿瘤种植、提高手术成功率的目的。对于一部分术后肿瘤可能残留的患者，通常需要在手术后咨询放疗科医生，使用放射治疗对残留肿瘤进行放射线照射，使其死亡，以减少局部复发或转移的可能，延长患者的生存时间。腹膜反折以下的直肠癌患者围手术期通常需要接受局部放疗，以

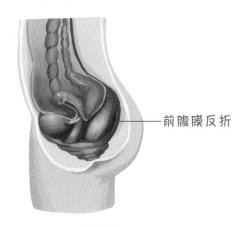

—— 前腹膜反折

腹膜反折的直肠癌患者围手术期
通常需要接受局部放疗

提高直肠癌局部控制率，从而达到预防远处转移及局部复发的目的。一部分直肠癌甚至可以通过放疗达到治愈。

3. 大肠癌的放疗有哪几种

大肠癌的放疗主要用于直肠癌。直肠癌术后盆腔、吻合口、会阴部等局部可能复发，且概率较高。多数的研究发现，术前或术后放疗可以明显该类疾病复发。直肠癌常用的放疗有以下几种。

（1）**直肠癌术前放疗**：在手术前通过放射线照射肿瘤部位，可防止手术时癌细胞的播散，减少局部和盆腔种植，使肿瘤体积减小，扩大手术的适应证，提高手术切除率，降低术后复发率。

（2）**直肠癌术中放疗**：可以进一步杀灭术后残留的肿瘤细胞，减少局部复发率，提高生存率和减少正常组织的放射性损伤。

（3）**直肠癌术后放疗**：目的是杀死肉眼或镜下残留的肿瘤细胞；杀死肉眼或镜下残留转移淋巴结；减少局部复发，提高生存率；术后放疗开始较早的患者，其效果更好。另外，还可以提高生存率，术后放疗患者5年生存率比单纯手术者有明显提高。直肠癌术后放疗是对手术治疗很重要的一种补充治疗手段。

（4）"三明治"式放疗：为了充分发挥术前放疗和术后放疗的优势，并克服它们的不足，可采用术前放疗＋手术＋术后放疗三者结合的"三明治"式效应。

4. 大肠癌放疗后最常见的并发症及注意事项

放疗的不良反应是肿瘤患者密切关注的问题，随着放疗设备的不断改进，当前放疗后的反应是很轻的，以放射性肠炎为主要并发症。由于肠道的正常组织对放射线的耐受性比肿瘤组织差，放疗后局部肠道黏膜水肿，临床表现为里急后重、大便次数增多、黏液血便。根据反应的程度分为轻、中、重3级。

轻度：大便次数为每天3～5次，无黏液血便，无须特殊治疗。

中度：介于轻、重度之间。

重度：大便次数明显增多，每天10～20次，主要为黏液或鲜血，需药物治疗，病程较长。

放射性肠炎起病慢，结束放疗后数月至数年都有发生。另外，手术后腹腔粘连、组织缺氧、化学药物等可以加重反射性损伤。因此，在放疗过程中要随时注意放疗反应，及时向医生报告，以便对出现的不良反应及时采取相应的治疗措施。

为了减轻放疗期间肠道的反应，宜使用易消化、清淡、少油腻的食物，可以食用半流食或少渣饮食，忌含纤维素较多的食物及辛辣刺激、寒冷食品。

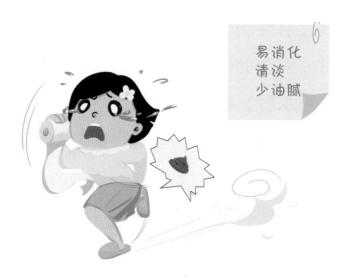

为减轻放疗期间肠道的反应，应注意饮食

第九课　增强信心，了解大肠癌的前沿治疗方法

1. 靶向治疗

当负责调节细胞生长和分化的基因和其所指导合成的分子发生改变时，癌症就会发生。生物靶向治疗就是指专门设计用于干扰细胞生长的物质的治疗。例如贝伐珠单抗是一种单克隆抗体，可与血管内皮生长因子（VEGF，一种血管生长因子）结合。结直肠癌细胞产生大量 VEGF，刺激肿瘤内部和周围新血管的形成以滋养肿瘤。使用贝伐珠单抗阻断 VEGF 可以防止这种情况发生。西妥昔单抗和帕尼单抗是单克隆抗体，可对抗表皮生长因子受体（EGFR），这是所有正常细胞表面的一种结构，可帮助它们生长。结直肠细胞表面携带大量的 EGFR，西妥昔单抗或帕尼单抗与 EGFR 的结合会干扰肿瘤细胞的生长并导致它们死亡。Aflibercept 是一种重组融合蛋白，可与循环中的 VEGF 结合并抑制属于 VEGF 家族的不同分子的活性，它抑

制肿瘤中血管的生长。瑞格菲尼是一种口服靶向治疗，是一种多激酶抑制剂，它的靶向受体是酪氨酸激酶，是细胞正常过程的关键调节剂，但在肿瘤的进展中也具有关键作用。

2. 免疫治疗

人体免疫系统对大肠癌的发生和发展有着不容忽视的作用。免疫系统中存在重要的平衡。虽然我们需要免疫系统来保护我们免受癌症等疾病的侵害，但我们还需要"监管机制"来防止它"侵袭"我们的身体，也就是所谓的免疫耐受。细胞免疫耐受是指对抗原特异性应答的 T 细胞与 B 细胞，在抗原刺激下，不能被激活，不能产生特异性免疫效

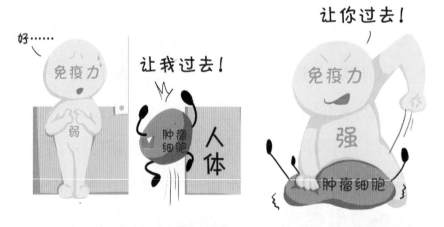

免疫力低，免疫细胞存在功能缺陷时会"漏"掉一些肿瘤细胞；
免疫力较强时，免疫细胞可杀伤并清除肿瘤细胞

应细胞及特异性抗体，从而不能执行正免疫应答的现象。简单地说就是免疫细胞输入人体后没有产生免疫反应，致使肿瘤治疗效果较差，一旦能够打破机体免疫耐受，肿瘤治疗效果将会前进一大步。那么，现有的针对结直肠癌的免疫治疗有哪些呢？

（1）免疫检查点抑制剂：免疫检查点是表达于免疫细胞、能调节免疫功能的一系列分子，常用的免疫检查点有程序性死亡蛋白 –1（PD-1）。免疫检查点抑制剂治疗大肠癌需要进行一项特殊的检查——MMR/MSI 检查，MMR 是错配修复，MSI 是微卫星不稳定性。大肠癌免疫治疗主要获益人群是基因错配修复（dMMR）或微卫星高度不稳定型（MSI-H）的患者，微卫星高度不稳定和基因错配修复功能缺陷（MSI-H/dMMR）的结直肠癌患者对免疫检查点抑制剂反应良好，治疗效果很好；这部分患者只占结直肠癌整体人群的 5% 左右。而微卫星稳定和基因错配修复功能完整（MSS/pMMR）的结直肠癌患者对免疫检查点抑制剂几乎无应答，治疗效果较差。当前的免疫治疗药物有帕博利珠单抗、纳武利尤单抗等。因此，大肠癌患者在接受免疫检查点治疗前，需要通过基因检测判断 MSI/MMR 的状态。

（2）**过继性细胞疗法**：是指将体内有抗肿瘤活性的细胞分离出来，在体外进行诱导、修饰、培养后再回输给患者，起到抗肿瘤目的的免疫疗法。过继性细胞疗法是肿瘤免疫治疗一个重要的分支，在推进免疫疗法的发展中作出了不可磨灭的贡献，尤其是嵌合抗原受体 T 细胞（CAR-T）疗法在血液肿瘤治疗中表现优秀，成为唯一被美国食品药品管理局（FDA）批准上市的细胞产品。随后，越来越多的过继性细胞疗法向实体瘤发起冲击，希望在实体瘤的治疗上作出突出贡献。CAR-T 治疗需要先收集患者自身的 T 细胞，然后在实验室条件下为其加入一段外源基因，使其表面表达 CAR 受体，从而使患者自身的免疫细胞能够识别不同的肿瘤，并将其消灭。

3. 放射性粒子植入治疗

放射性粒子植入治疗是放射治疗的一种，是一种近距离的放射治疗。这种放疗方法将放射源通过手术植入肿瘤组织或者受到肿瘤浸润的周围组织中以治疗癌症。近年来，放射性粒子植入治疗直肠癌已表现出良好的治疗效果，因此成为了治疗结直肠癌的重要治疗手段之一。放射性粒子植入治疗结直肠癌的适应证：原发性结直肠癌；侵犯或转移到重要功能组织或器官，手术难以切除；复发或转移癌；癌灶手术后有局部残留的患者。与普通的外照射放疗相比较，放射性粒子植入治疗放射剂量低，对周围正常组织的损害较小，对肿瘤组织照射时间长，能有效杀伤肿瘤细胞，从而疗效更佳。该治疗放射具有广泛的治疗前景，但仍存在不少问题，如精确的粒子植入和准确的剂量分布，在肿瘤的不同分期使用不同的放射性核素等。

第九讲　结直肠癌的多学科诊疗模式（MDT）

第一课　为什么要多学科诊疗

在许多普通老百姓的认知中，一旦确诊为结直肠癌，第一反应是"我要做手术"。这种急迫心理往往是因为对疾病的恐惧和不了解，从而忽略了解决问题的本质，那就是如何选择对患者最有利的治疗方案。

有的时候，直接选择外科手术是合适的，而有的时候则未必。规范的术前分期检查是确定治疗方案的先决条件。术前检查包括肠镜、活检病理、CT、核磁等。需要影像学专家对于术前分期进行判断，需要病理专家给出确定性的诊断。

对于局部进展期直肠癌的治疗，现在推荐术前放化疗，而这需要放疗科专家的参与；对于一些已经出现远处转移（包括肝转移、肺转移、卵巢转移

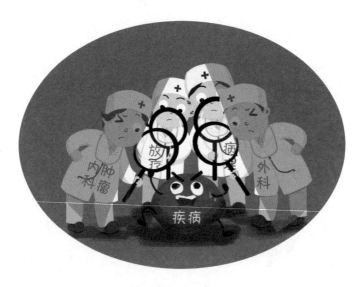

多学科诊疗模式

等）的患者，需要肿瘤内科专家给出意见；部分情况下也需要介入科专家给出肝转移治疗的建议。

因此，结直肠癌的治疗是需要多学科团队参与的。其中，外科医生处于核心地位，所有治疗的手段都在围绕如何将肿瘤完全切除而展开。以上的介绍就是一个完整的多学科诊疗团队模式。

第二课　什么是多学科诊疗模式

多学科诊疗模式（multi-disciplinary team，MDT）是由来自外科、肿瘤内科、放疗科、影像科、病理科等科室专家组成的工作组，针对某一疾病，通过定期会诊形式，提出适合患者的最佳治疗方案，继而由相关学科或多学科联合执行该治疗方案。

在患者肿瘤治疗方法的历史发展与演变过程中，肿瘤外科学、肿瘤放射治疗学、肿瘤化学药物治疗学逐渐构成了现代肿瘤治疗学的三大支柱。手术、放疗、化疗三种手段互有特点，互为补充。近年来，生物治疗、靶向治疗、免疫治疗等方法的诞生，给一部分难治性肿瘤治疗带来希望，新辅助化疗使一些不可手术的肿瘤患者争取了手术时机，是选择几种方法同时进行，还是先后序贯，个体化、精准化，优选出最佳治疗方案。

越来越多的肿瘤相关专业人员对 MDT 的优势认识：

1. 比起来单学科诊疗，能够制定出更优的治疗方案。

2. 提供学习交流机会，有利于提高总体技能水平。

3. 优化资源，提高诊疗效率。

4. 加强医医、医技、医护合作。

5. 减少个人主义、经验主义弊端，有利于诊疗规范化。

6. 节省医生、患者时间，及时、快速做出诊断计划。

7. 敦促医生更严格地诊疗。

8. 可以达到 1+1＞2 的效果。

术后恢复篇

第十讲　肠造口如何护理

在行结肠切除术时，有些人可能会行肠造口术。肠造口术是在重新连接结肠的剩余部分可能不安全的情况下选择的。在肠造口术中，剩余结肠的上部与腹壁的开口相连，这个开口称为造口。粪便通过造口排出体外。

扫描二维码，
观看造口真实照片

第一课　造口的分类

1. 根据时间分类

（1）临时造口：当部分肠道中出现一些问题时，如梗阻、瘘等，其肠管可能需要暂时减少或停止内容物的通过，在其近端造口为临时造口。其愈合的过程可能需要数周、数月甚至数年。最终临时造口会被回纳（移除），并恢复正常的肠道运动。

（**2**）**永久性造口**：当结肠或直肠的末端发生病变时，需要创建永久性造口。必须全部移除或者永久性绕过病变的部位。该造口可以为大便提供一个出口，并且将来也不会闭合。

2. 根据部位分类

（**1**）**回肠造口**：位于右下腹，排泄物多为液态到半液态，含消化酶。

（**2**）**结肠造口**：包括升结肠造口、横结肠造口、降结肠造口、乙状结肠造口。

3. 根据造口形式分类

（**1**）**单腔造口**：在腹壁仅一个开口，通常先切除病变的肠段，游离近端肠道，通过切口拉出腹壁，黏膜外翻并与腹壁缝合，通常远端肠管多移除或封闭于腹腔内。单腔造口大多是永久性造口，结肠端式造口用来治疗直肠癌或肛门部恶性肿瘤及无法修复的直肠肛门损伤。

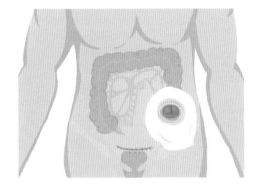

单腔造口

（2）**双腔造口**：把近端和远端分别开口在腹腔外面来，在腹壁上会有两个造口。

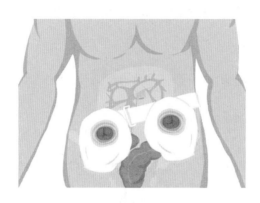

双腔造口

（3）**袢式造口**：不把肠管的连续性中断，只是把肠管切开 2/3 左右，切开后两个同时翻转到腹壁上，所以我们会看到这个造口比较大，它从同一个出口出来以后缝到腹壁上，所以叫袢式造口。

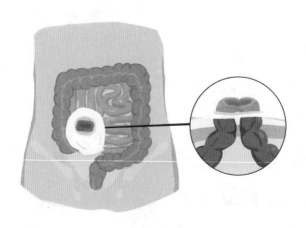

袢式造口

第二课　造口的并发症和预防

1. 肠造口水肿

造口水肿是指肠造口黏膜的肿胀，一般在手术初期可见。造口处黏膜轻度水肿，一般 3～5 天后会自动消退，可用高渗盐水纱布温敷来减轻水肿。如果水肿持续存在，则需进一步进行诊查。

扫描二维码，
观看真实照片

预防措施：①术后早期造口袋底盘的内圈要稍大；②使用腹带时不宜过紧，造口不能完全扎在腹带内；③每次更换造口袋或造口底盘时先测量肠造口的大小，根据测量结果来剪裁造口底盘的孔径，一般比肠造口大 1～2 毫米；④密切观察黏膜颜色变化，避免缺血坏死。正常的肠黏膜颜色应该是红润富有光泽、湿润的，就像我们口腔黏膜的颜色。若肠黏膜呈暗紫色或者灰黑色则说明肠黏膜可能存在血液循环方面的障碍，应及时到医院就诊。

2. 粪水性皮炎

指由于粪水刺激从而引起的造口周围皮肤糜烂。据某项研究显示，由于回肠造口排泄物的特殊性，术后发生粪水性皮炎的可能性高达26.9%。

扫描二维码，观看真实照片

预防措施：①选择合适的造口用品，并正确佩戴；②每次更换底盘前测量造口大小；③及时排放造口袋内容物；④做好造口周围皮肤护理；⑤掌握造口袋更换频率；⑥注意饮食，保证营养均衡，避免短期内体重增减明显。

3. 造口出血

多发生在术后 72 小时内。造口黏膜比较脆弱，用纱布擦拭时容易造成出血；其他原因包括造口黏膜与皮肤连接处的毛细血管及小静脉出血，有时出血量较多；更换造口袋时出血可与黏膜摩擦有关，出血量少。

扫描二维码，观看真实照片

预防措施：清洗造口周围时，避免用力刺激造口；避免用力摩擦造口黏膜；清洗造口的水温要偏低；造口底盘开口要适当，不可过小，并要用手扶平；出血时用表面敷有云南白药的纱布进行按压止血，一般压迫 5～10 分钟后，出血可自行停止。

4. 造口坏死

为造口本身狭窄或筋膜缺陷卡压肠系膜部血管导致造口处肠管血供障碍而出现的并发症。表现为术后 24～48 小时，造口肠管黏膜颜色变暗呈灰色淡黑色甚至全黑，黏膜干枯无光泽甚至液化坏死感染化脓。出现这种情况请及时联系主管医生。

扫描二维码，
观看真实照片

5. 造口皮肤黏膜分离

是指肠造口处肠黏膜与腹壁皮肤的缝合处分离，属于肠造口手术后的早期并发症之一，多发生在术后 1～3 周。

扫描二维码，
观看真实照片

预防措施：①术后常规使用腹带，减轻腹部切口及造口周围的张力；②更换造口袋时，注意观察造口情况，肠管与皮肤附着是否正常及时发现有无肠造口皮肤黏膜分离；③当出现粪水性皮炎或皮肤黏膜分离时，可以使用纸杯和脱脂棉吸收粪水以保护皮肤，促进伤口愈合；方法：将纸杯开口剪成花瓣状，剪去杯底，将大口盖在造口上，并用胶带固定，造口

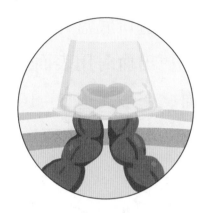

纸杯及脱脂棉保护皮肤

与纸杯之间填一圈脱脂棉；④加强营养，防止因营养低下而导致造口皮肤黏膜分离；⑤家属应当平时注意患者的血糖变化，并及时报告给医生；⑥皮肤黏膜分离愈合后容易形成造口狭窄，故建议定期进行造口扩肛（具体时间及操作及时咨询医生）。

6. 造口回缩

是指肠造口的肠袢被拉回腹腔，分为早期回缩和晚期回缩。主要表现为造口肠乳头内陷或排放口低于皮肤表面，排出的便液容易聚集在造口周围引起渗漏和造口周围皮肤发红、刺痒等皮肤损伤。

扫描二维码，
观看真实照片

预防措施：①保持良好血运，加强造口血运观

察，尤其在术后 28 小时内；②保持合理体重，避免短时间内体重剧增；③关于造口用品的选择，宜选用垫高式造口用具，如凸面底盘，加压于造口周围皮肤，使造口基部膨出，以利于排泄物的排出；如造口位置不佳不适宜凸面底盘可以用防漏条垫高；可配合造口腹带使用，增加造口基部的压力。

7. 造口脱垂

一般是由于腹压突然增高导致的，在外观上可见腹部内肠管由造口内向外翻出，长度可由数厘米至 20 厘米，造口脱垂大多数情况可以自行回复。造口如果长时间处于脱

扫描二维码，观看真实照片

垂状态会造成水肿、出血、溃疡、肠扭转、阻塞甚至缺血、坏死。

预防措施：术前做好充分准备，选择合适的位置进行造口定位，尽可能地将造口定于腹直肌上，同时避免导致腹压增高的因素。若出现可导致腹压增高的因素，应给予重视，积极处理，如咳嗽或打喷嚏及起床时用手掌按压造口部位；腹壁肌肉薄弱者宜使用腹带或束裤加以支持固定。

8. 造口狭窄

指造口缩窄或紧缩，直径小于1.5厘米，是造口手术后常见的并发症之一，多发生在术后 8 天到数年不等。造口狭窄的发生率为 6% ~ 15%。

扫描二维码，
观看真实照片

预防措施：可将腹外斜肌腱膜或腹直肌前鞘做"十"字切开或圆形切除一块，以防开孔过小；同时应注意造口端的血供；术后 1 周开始每天以示指（食指）或中指扩张造口 1 次或 2 次，可嘱患者坚持 1 ~ 3 个月，以免发生狭窄。

9. 造口旁疝

是肠造口术后一种常见的并发症，是指腹腔内容物通过造口周围的薄弱腹壁或缺损，异常突起而形成的疝。

扫描二维码，
观看真实照片

预防措施：①佩戴腹带；②肥胖患者要适当控制体重，并加强腹肌锻炼；③避免会使腹内压增高的动作，如打喷嚏、提重物等；④术后加强营养支持治疗。

10. 过敏性皮炎

通常是因为患者对于一种或多种在用产品过敏，临床表现为皮肤红、皮肤温度高；若过敏反应剧烈时，则会出现皮肤痒、水疱甚至灼烧感。

扫描二维码，观看真实照片

预防措施：①选择正确的清洗方式，不能使用碘伏、酒精等有机溶液来清洗，只需用弱酸性沐浴液及普通清水清洗即可；②定期更换造口底盘，且选择合适、正规的造口袋及造口辅助用品，原则上尽量使用带有保护胶的造口袋；③了解过敏史及用药史，如造口周围皮肤出现红斑、丘疹，并伴有瘙痒时，要及时更换不同类型的造口袋及造口产品。

第十一讲　　如何快速恢复正常生活

第一课　　术后饮食调理

传统的观念认为结直肠癌术后需要禁食水3~4天，等到肠蠕动恢复后，即患者有肛门排气或造口有气泡溢出后，方可进食水。

　　然而，加速康复外科（enhanced recovery after surgery，ERAS）则认为，食物可以刺激肠道恢复蠕动，还可以改善门静脉及肠黏膜循环，增强肠黏膜的修复功能，减少菌群紊乱引发的内源性感染。有循证医学证据显示，结直肠手术术后早期（24小时内）经口进食或肠内营养不会导致感染或胃肠功能恢复延迟，术后早期开放饮食可提供能量、蛋白质并减少因禁食导致的胰岛素抵抗。总体上结直肠癌术后肠道功能暂时下降，患者应遵照医生建议，多餐少量，渐进式进食。应从流质饮食开始，根据肠道耐受情况改为软食，直至恢复一般饮食。

　　结直肠癌患者术后早期，肠道尚未适应食物，需由全肠外营养过渡至肠道营养，推荐进食完全无渣、不产气的清流饮食，如米汤、无油的肉汤、过滤的果汁、清水等。进食宜少量多餐，可添加适量的静脉营养作为补充。

　　术后进食清流饮食无明显不适的患者，可开始由清流饮食逐渐过渡为软烂、易消化、少纤维的全流食物。依然以少食多餐为宜，可添加少量糖、油等，以提高热量摄取。可选择的食物：蛋花汤、蒸蛋、搅碎去筋的肉泥、豆浆、豆花、全脂奶、去粗纤维的蔬菜汁等。少部分患者长期摄入此类饮食，可能导致铁、维生素 A 等营养素缺乏，应由营养师指导饮食，以免营养不良。

在适应全流食物后，处于术后恢复期的患者可开始进食软质食物，如蛋糕、蒸煮炖的嫩肉、煮烂易消化的鱼肉、白米稀饭、烂面条、软面包、熟软的水果等，应避免食用油炸及辛辣刺激的食物。此后，约术后两周可进食易消化的少渣普食，禁食粗粮及纤维多的蔬菜，如芹菜等，以减轻肠道负担，加快肠道恢复。

老生常谈

　　治疗期间要养成良好的生活方式，有规律的生活，营养摄入均衡，保证适量的运动，预防感染，注意压力排解，对于化疗期间状态的维持尤为重要。

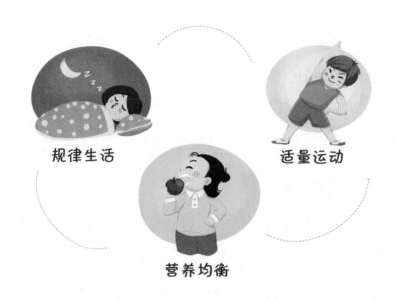

规律生活

适量运动

营养均衡

第二课　规律的生活

　　规律的生活是健康的基本。我们的身体在一天24 小时内周期性的活动，就是我们常说的生物钟，在适当的时刻睡觉，在适当的时刻苏醒（也就是我们常说的睡到自然醒），这对于人体维持正常的血压、脉率、体温、尿量和内分泌激素水平尤为重要。所谓规律的生活，就是人体适应自然的规律，从而达到一种健康的生活方式。具体来说就是早晨起床后，进行健康的生活、学习、工作、活动，晚上尽早休息，保持良好的睡眠。

　　规律的生活可以尽快使身体从疲劳中恢复，可以调整胃肠道功能，可以使排尿、排便更加规律，加速体力的恢复。

第三课　适当的运动

适当的运动对于体力的维持和恢复有一定帮助。结直肠癌术后恢复期患者，在主治医生允许的运动方式和运动量下，可以进行适当的运动。

首先，不要做过于剧烈的运动，先从生活最基本的活动开始，如早晨起床后换衣服、去卫生间、洗脸、吃早餐。其次，可以进行简单的家务，锻炼上下楼、洗澡等日常活动，根据不同肿瘤的不同手术方式，选择不同的运动进行锻炼。另外，根据不同的年龄、性别、体力状态，运动量也有所差别，一旦在家中能生活自理，体力适当恢复的情况下，就可以尝试外出活动。最开始，短时间的散步比较合适，选择白天且选择天气较好的时间，穿合适的运动服；但是，由于术后免疫力低，尽量避免去人流较多的场所，如车站，务必佩戴口罩，回家后洗手。当体力和自信心恢复到一定程度后，最好和同伴一起出行，这样更加安全。

另外，深呼吸和简单的瑜伽动作对于缓解压力和改善睡眠是有效的。

第四课　转换心情和缓解压力

一旦确诊患有大肠癌之后，随着各种检查、治疗的进行，患者会面临各种各样的压力，而在这个过程中，很好地转换心情和缓解压力十分重要。

首先，将自己得病的事情尽量做到忘掉，永远记得生活还要继续。

在平常的生活中，我们会感觉到压力倍增，或者莫名的紧张，这种情况下，我们的身体是处于应激状态的，而长时间处于这种状态会使得我们容易激怒、容易落泪、容易不安、容易手足无措……所以，彻底把疾病的事情忘记，适当转换心情，不仅可以使心沉下来，而且可以提高机体的免疫力。比如，在很短的时间内，当人们集中精力做自己喜欢的事情的时候，整个人的身心会处于一个平和且舒适的氛围中，如绘画、插花等。深呼吸和泡澡，也可以缓解身体的紧张感，除此之外，放声歌唱或者大笑可以让身体感到愉快，同时也可以消除身体的紧张感。当然，每个人缓解压力的方式不同，建议寻找适合自己的方式，同时注意安全。大家也可以培养新的兴趣爱好，甚至可以将过去战胜疾病的经过与家人或者病友分享，这样做也可以减轻压力。

我的解压方法

- 写日记
- 与他人交谈
- 接触有意思的事物
- 大声歌唱，KTV
- 天气好的时候外出
- 重新捡起来平常放弃很久的爱好：钓鱼，画画
- 收集
- 接触大自然
- 旅行（能力范围之内）
- 眺望大海
- 发呆
- 家庭聚会
- 养一只宠物

（您可以写出自己的方法……）

第十二讲　如何进行术后复查

第一课　大肠癌术后需要定期复查

大肠癌术后为什么要定期复查呢？首要原因是在大肠癌术后或者放化疗后，大部分癌症细胞会被消灭，但仍有可能存在极少数的结直肠癌细胞残留于体内，在术后形成复发灶，甚至在身体一些部位已经形成了微转移灶。这些隐藏的肿瘤细胞会随着时间的推移逐渐增大，引起肿瘤的远处转移或者是局部复发。定期复查可以尽早发现这些微小的病灶，从而尽早治疗以延长患者的生存时间。

其次，在大肠癌术后，肿瘤虽然已经被完全去除，但肠管的其他部位依然可能再次发生癌变，且再发概率高于正常人。

此外，术后的定期复查也可以帮助医生和患者及时发现术后并发症并及时处理。因此，进行术后定期复查不容忽视。

第二课　术后需要复查哪些项目

1. 问诊、体格检查

包括直肠指诊：是指医生用手伸进患者的肛门以大致确定距肛缘 7～10 厘米的肛门、直肠有无病变和病变的性质，是检查疾病的一种简便易行却非常重要的临床检查方法。

2. 大便隐血试验

测定消化道出血的一种方法，用于检验肉眼不可以见的少量出血。这个实验简单、快速且无痛，是当今大肠癌普查中使用最广泛而且评估最多的一项试验。如果多次持续性隐血试验呈阳性，那么就提示消化道慢性出血，需要警惕胃肠道肿瘤的存在。同时，作为肠癌患者术后经常复查的一项指标，大便隐血试验多次复查呈阳性，需警惕肠癌的复发，不过需要排除食物、痔疮等因素。

3. 抽血检查

（1）**血常规：**如果是早期的肠癌，没有明显的便血或者便血不严重，在血常规上可能表现不出变化。当肠癌患者出现便血时，如果为长期慢性失血，在血常规上会出现血红蛋白降低、红细胞降低的情况；还可能在肠癌术后放化疗过程中出现白细胞计数下降、血小板计数下降的情况。虽然不能单凭血常规的变化判断肠癌的病情发展情况，但是可以通过复查血常规，观察肠癌术后患者有无复发导致的消化道出血情况，同时可以评估患者术后放化疗时白细胞和血小板的情况。因此，在肠癌患者术后复查时是必不可少的。

（2）**肝功能：**由于肠癌患者易发生肝转移，影响肝功能后会出现相应指标的异常，同时，肠癌化疗药使用后会出现肝功能的异常，因此作为评估化疗药不良反应的一项检查。

（3）**肿瘤标记物检查（CEA、CA19-9）：**癌胚抗原（CEA）连续随访检测，可用于恶性肿瘤手术后的疗效观察及预后判断，也可用于对化疗患者的疗效观察。一般临床上认为 CEA 在 3.5～5.0ng/ml 是正常指标。如果检查的 CEA 低于 5.0ng/ml，就判定是正常的指标，如果超过了，就认为是异常指标。但在一些非肿瘤患者，如结肠炎、胰腺炎、肝脏疾病、吸烟、肺气肿及支气管哮喘等疾病患者，血清 CEA 也可轻度升高。在术后复查时如发现血清 CEA 升高，需要医生根据 CEA 升高的程度及临床症状而决定是否需要进一步检查。

CA19-9 是结直肠癌和胰腺癌的标志物，血清 CA19-9 阳性的临界值为 35kU/L。血清 CA19-9 监测对于消化道肿瘤，具有较高的阳性率，其中结直肠癌 58%，胰腺癌 90%，肝癌、胆囊相关癌 70%，胃癌 67%。同时在观察化疗、靶向治疗、放疗等抗肿瘤治疗的疗效方面，也有一定的作用。血清 CA19-9 在进行治疗前、中、后的监测，对于监测消化道肿瘤的复发也有一定价值。术后复查若只是轻微升高，无其他不适，同时影像学的检查呈阴性，则只需定期复查，无进行性升高时患者不必过多担心。

（4）**血液基因甲基化检测：**通过连续随访监测结直肠癌特异相关的异常甲基化靶区域，可预测结直肠癌患者术后的复发风险，以及观察化疗患者的疗效情况。

建议受检者同时进行基因甲基化和其他传统手段检测，当多种检测手段的检测结果均为阴性，建议加强随访和监控；当任一检测手段的检测结果为阳性，建议患者及时接受进一步检查。具体方法如下：

针对手术患者：术前进行血液多基因甲基化检测，作为基线；术后 3~4 周复测 1 次，用作术后复发风险预测。

针对化疗患者：建议在每个化疗周期前 1 周内检测，甲基化的水平变化反映肿瘤负荷，通过比较前后两次的检测结果，可评估化疗效果。

4. B 超检查

普通 B 超检查发现直肠肿瘤的患者，可进一步做直肠腔内 B 超。这是一项近年发展起来的无创检查，其优点是可判断直肠癌的浸润深度及范围，同时对淋巴结是否有转移也有一定价值。肝脏 B 超尤为重要，可防直肠癌肝转移的漏诊。

5. 影像学检查

胸部及腹部 CT 在复查时尤为重要，腹部 CT 主要可以观察术后手术区域的恢复情况，可以提示局部发展变化及是否出现了腹部其他脏器的转移，胸部 CT 则可以提示肿瘤是否有肺转移。当怀疑有转移病灶时，可以进行局部增强 CT 检查（通过向血管中注射无害的造影剂，来观察肿块区域的血供情况，以此来判断是否出现转移）；若怀疑全身多发脏器转移，还可以做 PET-CT。

6. 肠镜检查

不仅可以发现吻合口复发、异时性结直肠腺瘤和结直肠癌，且有助于及时发现腺瘤癌变。乙状结肠镜检查可用于低位吻合口的检查。结肠镜对于观察吻合口情况有特殊的价值，能够发现低位吻合口的复发，但结肠镜不能发现黏膜外病变或复发病灶。

第三课　复查周期

关于复查周期，根据大肠癌的分期不同，复查计划有所不同，具体如下。

1. 大肠癌Ⅰ期

建议在Ⅰ期结肠癌手术后的 1 年进行结肠镜检查。如结果正常，下一次结肠镜检查应在 3 年后，然后每 5 年检查 1 次。如果发现晚期腺瘤，则需要在 1 年内进行下一次结肠镜检查。晚期腺瘤包括具有褶皱结构（绒毛）的息肉、大于 1 厘米的息肉或具有癌前细胞的息肉（高度不典型增生）。如果没有任何症状，则不需要定期进行其他检查。如果医生认为癌症可能已经复发或扩散，则可能需要进行影像学检查。

2. 大肠癌 II 期及 III 期

（1）**病史及体格检查：** 前 2 年每 3~6 个月检查 1 次，后 3 年每 6 个月检查 1 次，共持续 5 年。

（2）**血 CEA、CA19-9：** 前 2 年每 3~6 个月检查 1 次，后 3 年每 6 个月检查 1 次，共持续 5 年。

（3）**胸部、腹部、盆部 CT：** 每 6~12 个月检查 1 次，持续 5 年。

（4）**结肠镜检查：** 若之前没有进行全结肠镜检查，则手术后 3~6 个月行 1 次结肠镜检查。

既往做过全结肠镜检查： 手术后 1 年行结肠镜检查。如果没有晚期腺瘤，3 年重复检查 1 次，然后每 5 年检查 1 次；如果发现晚期腺瘤，1 年检查 1 次。

3. 大肠癌 IV 期

IV 期结肠癌的监测包括结肠镜检查、体检、CEA 血液检查和 CT 扫描。CEA 水平升高可能是结肠癌复发的迹象。CT 扫描可以帮助发现新的转移灶。

（1）**病史及体格检查**：前 2 年每 3~6 个月 1 次，然后 3 年每 6 个月 1 次，共持续 5 年。

（2）**血 CEA、CA19-9**：前 2 年每 3~6 个月 1 次，然后 3 年每 6 个月 1 次，共持续 5 年。

（3）**胸部、腹部、盆部 CT**：前 2 年每 3~6 个月 1 次，之后 3 年每 6~12 个月 1 次。

（4）**结肠镜检查**：若之前没有进行全结肠镜检查，则手术后 3~6 个月行 1 次结肠镜检查。

既往做过全结肠镜检查：手术后 1 年行结肠镜检查。如果没有晚期腺瘤，3 年重复 1 次，然后每 5 年 1 次；如果发现晚期腺瘤，1 年重复 1 次。

第十三讲 术后复发和进展期 大肠癌的治疗

第一课 什么是术后复发

"复发"的定义：在结直肠癌根治术后，又长出与原肿瘤性质相同的病灶。复发通常指原发肿瘤部位或者手术野局部再发生的肿瘤。转移指远处器官出现的肿瘤，可以是复发的一种表现。转移和局部复发常同时发生。复发常发生在术后半年至两年，通常在随访时发现肿瘤相关标志物（如 CEA、CA19-9 等）动态升高，后继出现腹部肿块、腹痛、肠梗阻、黑便、血便等症状。

术后复发形式分为：①吻合口复发；②结节性复发；③腹腔内及盆腔内复发；④局部复发伴随远处器官转移。

上述复发形式中吻合口复发最为多见，发生的主要原因为脱落的癌细胞种植于吻合口或者附近黏膜所致。结节性复发，指腹腔内孤立结节样复发。腹腔内及盆腔内复发，由术前癌细胞穿透肠管的浆膜层或者癌细胞脱落于腹腔或盆腔引起，肿瘤常表现为多发型或弥散型。

术后复发转移最常见的器官为肝脏，其次为肺脏。有部分患者在初次就诊时就已经发生了转移。复发和转移若能及时发现，积极治疗，仍可获得良好的预后。

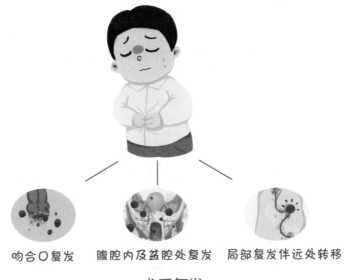

吻合口复发　　腹腔内及盆腔处复发　　局部复发伴远处转移

术后复发

第二课　结直肠癌术后复发怎么治疗

1. 结直肠癌术后局部复发

结直肠癌术后局部复发者，应进行多学科评估，判定能否有机会行再次切除、放疗或消融等局部治疗，以达到无肿瘤状态。如仅适于全身系统治疗，则采用晚期患者药物治疗原则。

2. 结直肠癌术后复发合并转移

结直肠癌的转移部位多为肝脏及肺脏，转移性的结直肠癌的治疗为以手术治疗为主的多学科综合治疗。

第三课　说说进展期大肠癌

　　进展期大肠癌是指肿瘤生长突破黏膜下层，到达肠管的肌层或浆膜层，甚至突破浆膜层到达腹膜及转移至远处。参考下表，进展期大肠癌包括了 I 期中侵犯了固有肌层的结直肠癌。

分期	定义	类别	
0 期	原位癌：局限于黏膜，不侵犯黏膜下层的恶性肿瘤	早期大肠癌	
I 期	肿瘤侵犯黏膜下层或固有肌层		
II A 期	肿瘤通过固有肌层侵入浆膜下或腹腔内的邻近组织	局限的大肠癌	进展期大肠癌
II B 期	肿瘤穿透脏腹膜和／或直接侵入腹腔内的器官或结构		
III 期	肿瘤已在区域淋巴结中产生转移。III 期根据局部肿瘤的浸润程度和转移淋巴结的数量分为 3 个不同的阶段： • III A 期：肿瘤侵入黏膜下层或固有肌层，并已扩散至 1~3 个区域淋巴结； • III B 期：肿瘤侵犯浆膜下、内脏腹膜或邻近器官，并已扩散至 1~3 个区域淋巴结； • III C 期：无论局部浸润程度如何，肿瘤已扩散至 4 个或更多区域淋巴结		
IV 期	无论局部侵袭和扩散到区域淋巴结的程度如何，肿瘤已扩散到远处器官	晚期大肠癌	

第四课 进展期大肠癌的治疗

1. Ⅰ期治疗计划

在这个阶段，癌症已经长到黏膜下层，并且可能已经侵犯到肠管固有肌层。由于肿瘤已深入肠壁，治疗需要相对广泛的肠组织手术切除，以及区域淋巴结切除。然而，由于肿瘤仍被认为是局部的，因此无须进一步治疗。对于结肠癌，医生会进行肠道手术切除，从而去除癌症所在的结肠部分以及区域淋巴结。对于直肠癌，该手术是全直肠系膜切除术，在此期间切除整个直肠以及位于直肠系膜的区域淋巴结。

2. Ⅱ期治疗计划

在这个阶段，癌症已经超出了肠道的肌层，并且可能已经侵入了结肠或直肠周围的器官。主要治疗手段为手术，其目的是去除肿瘤和被肿瘤侵入的邻近器官。然而，对于特定的患者，可以推荐额外的治疗，以降低肿瘤复发的风险。对于结肠癌，额外推荐化疗，对于直肠癌，额外推荐放疗或放化疗。

3. 结肠癌

对肠道进行手术切除，从而去除癌症所在的肠道部分、区域淋巴结以及被肿瘤侵袭的邻近器官。对于出现高危疾病的患者，建议进行辅助化疗。除了主要的初始手术治疗外，还给予化疗以防止肿瘤再次发生。

一般来说，ⅡB 期患者被认为是高危患者，并且患者至少表现出以下特征之一：肿瘤引起梗阻，肿瘤穿透脏层腹膜和 / 或侵入邻近器官，外科医生不能切除足够的（至少 12 个）区域淋巴结以确定淋巴结受累，肿瘤分化差，或肿瘤侵犯血管、淋巴或神经周围组织。化疗包括奥沙利铂和 5FU/LV，静脉内给药。这种组合被称为 FOLFOX。也可以由口服卡培他滨与静脉内给药奥沙利铂的组合替代；或者，可以考虑采用静脉途径 5FU/LV 或卡培他滨口服方案。化疗为期 6 个月。对于 70 岁以上的患者，建议使用联合化疗药物（如奥沙利铂）时应谨慎。鼓励参与临床试验，以帮助开发针对此类患者的最佳治疗方法。

4. 直肠癌

对于直肠癌复发，骨盆 MRI 对于在开始治疗前确定肿瘤的局部扩散至关重要。在某些特定的情况下，不需要术前治疗，因为仅手术就足够了。对于所有其他情况，建议在手术前进行放疗或放化疗。推荐的方案取决于肿瘤的局部扩散情况。如果肿瘤可以通过全直肠系膜切除术完全切除，并且肿瘤仅扩散到容易切除的器官，则需要术前放疗或放化疗。如果全直肠系膜切除不能完全切除肿瘤，和 / 或如果肿瘤已经扩散到无法切除的器官，则应给予放化疗。放疗方案包括 25Gray，以 5Gray 的 5 份给予，持续 1 周，然后立即进行手术。放化疗方案包括放疗 46 ~ 50.4Grey 以 1.8 ~ 2Gray 的分数给予，连同化疗 5FU（静脉内或口服）或卡培他滨或 UFT（口服），6 ~ 8 周后进行手术。对于 80 岁以上的患者或不适合放化疗的患者，可考虑采用 5 份 5Grey 的放疗方案，并应在放疗结束后推迟 6 ~ 8 周进行手术。在手术过程中，医生会进行全直肠系膜切除术，从而切除整个直肠，及位于直肠系膜中的区域淋巴结。如果可能的话，外科医生还会移除被肿瘤侵入的邻近器官。

5. Ⅲ期治疗计划

在这个阶段，癌症已经转移到区域淋巴结。原发肿瘤可能局限于肠道或可能已侵入邻近器官。由于癌症已经扩散到肠道以外，因此治疗不仅包括手术切除所有肿瘤组织，还包括辅助治疗，因为它可降低肿瘤复发的风险。对于结肠癌，辅助治疗包括化疗；对于直肠癌，辅助治疗包括放疗或放化疗。

6. Ⅳ期大肠癌的治疗计划

在这个分期，肿瘤已经显著扩散并导致肝脏和肺等远处器官的转移。因此，该治疗不仅旨在通过手术切除肿瘤，还旨在通过化疗或化疗与生物靶向治疗的组合系统靶向针对肿瘤细胞。

转移性疾病应通过充分的影像学检查来确认。通常有必要在开始化疗之前获得转移的组织病理学确认。应对每个患者单独优化治疗计划。它由多学科团队决定，并应考虑多个因素。大多数患者存在不可切除的转移灶。然而，仔细的分期允许医生识别转移，当它们的体积因化疗而减少时可能适合手术切除。因此，确定患者是否患有可切除的疾病、不可切除的疾病或无法切除但在化疗后可能适合切除的疾病至关重要。此外，患者的一般状况、器官功能、可能存在的其他疾病以及患者自身的偏好也指导着设计最佳个体治疗的决策。下面讨论治疗原则。化疗和生物靶向治疗根据转移是否可切除进行讨论。手术包括切除原发肿瘤，而且可能包括手术切除转移灶。

在治疗期间，建议进行随访以评估对化疗的反应。对病史、全身状况、化疗的不良反应、化疗对生活质量的影响、体格检查、CEA 水平的实验室检查（如果最初升高）和所涉及区域的 CT 进行 2 ~ 3 个月的评估是一种可行的方案。

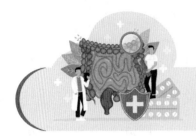

参考文献

[1] ZHENG R, ZHANG S, ZENG H, et al. Cancer incidence and mortality in China, 2016 [J]. Journal of the National Cancer Center, 2022.

[2] RAUCH A, MANDRUP S. Transcriptional networks controlling stromal cell differentiation [J]. Nat Rev Mol Cell Biol, 2021, 22(7): 465-482.

[3] MARTINEZ-JIMENEZ F, MUINOS F, SENTIS I, et al. A compendium of mutational cancer driver genes [J]. Nat Rev Cancer, 2020, 20(10): 555-572.

[4] MOHME M, RIETHDORF S, PANTEL K. Circulating and disseminated tumour cells-mechanisms of immune surveillance and escape [J]. Nat Rev Clin Oncol, 2017, 14(3): 155-167.

[5] 阎永贞, 那可, 魏晓东, 等. 肿瘤免疫逃逸机制的研究进展 [J]. 复旦大学学报（医学版）, 2013, 40(05): 619-624.

[6] THAKKAR S, PANCHOLI A, CARLETON N. Natural

orifice specimen extraction for colorectal cancer removal: the best of both worlds [J]. Gastrointest Endosc, 2021, 94(3): 651-652.

[7]　GUAN X, LU Z, WANG S, et al. Comparative short-and long-term outcomes of three techniques of natural orifice specimen extraction surgery for rectal cancer [J]. Eur J Surg Oncol, 2020, 46(10 Pt B): e55-e61.

[8]　阮聪，李焕，翟青，等. 肿瘤内分泌治疗药物的研究进展 [J]. 世界临床药物，2022, 43(01): 80-86.

[9]　GANESH K, STADLER Z K, CERCEK A, et al. Immunotherapy in colorectal cancer: rationale, challenges and potential [J]. Nat Rev Gastroenterol Hepatol, 2019, 16(6): 361-375.

[10]　谭佩欣，潘燚. 2021 年肿瘤放射治疗临床研究进展 [J]. 循证医学，2022, 22(01): 46-48.

[11]　郭慧玲，邵玉宇，孟和毕力格，等. 肠道菌群与疾病关系的研究进展 [J]. 微生物学通报，2015，42(02): 400-410.

[12]　张媛，侯诗箐，张建荣，等. 围术期营养护理对结直肠癌患者术后康复的影响 [J]. 中国肿瘤临床与康复，2020, 27(07): 877-880.

[13]　MCCORMICK J T. Gum in the postoperative setting: something to chew on [J]. Dis Colon Rectum, 2013, 56(3): 273-274.

[14]　SIEGEL R L, MILLER K D, GODING SAUER A, et al.

Colorectal cancer statistics, 2020 [J]. CA Cancer J Clin, 2020, 70(3): 145-164.

[15] STOFFEL E M, MURPHY C C. Epidemiology and Mechanisms of the Increasing Incidence of Colon and Rectal Cancers in Young Adults [J]. Gastroenterology, 2020, 158(2): 341-353.

[16] 王露尧, 张鹭鹭. 中国结直肠癌发病和死亡情况及防控策略 [J]. 解放军医院管理杂志, 2021, 28(12): 1195-1197.

[17] NICHOLLS R J, ZINICOLA R, HABOUBI N. Extramural spread of rectal cancer and the AJCC Cancer Staging Manual 8th edition, 2017 [J]. Ann Oncol, 2019, 30(8): 1394-1395.

[18] LI N, LU B, LUO C, et al. Incidence, mortality, survival, risk factor and screening of colorectal cancer: A comparison among China, Europe, and northern America [J]. Cancer Lett, 2021, 522: 255-268.

[19] HSU C W, KING T M, WANG H T, et al. Factors that influence survival in unresectable metastatic or locally advanced colorectal cancer [J]. Int J Colorectal Dis, 2011, 26(12): 1559-1566.

[20] DEKKER E, TANIS P J, VLEUGELS J L A, et al. Colorectal cancer [J]. Lancet, 2019, 394(10207): 1467-1480.

[21] JASS J R. Classification of colorectal cancer based on

correlation of clinical, morphological and molecular features [J]. Histopathology, 2007, 50(1): 113-130.

[22] MA H, BROSENS L A A, OFFERHAUS G J A, et al. Pathology and genetics of hereditary colorectal cancer [J]. Pathology, 2018, 50(1): 49-59.

[23] CHOI Y H, LAKHAL-CHAIEB L, KROL A, et al. Risks of Colorectal Cancer and Cancer-Related Mortality in Familial Colorectal Cancer Type X and Lynch Syndrome Families [J]. J Natl Cancer Inst, 2019, 111(7): 675-683.

[24] MCGETTIGAN M, CARDWELL C R, CANTWELL M M, et al. Physical activity interventions for disease-related physical and mental health during and following treatment in people with non-advanced colorectal cancer [J]. Cochrane Database Syst Rev, 2020, 5: CD012864.

[25] GUAN X, LIU Z, LONGO A, et al. International consensus on natural orifice specimen extraction surgery (NOSES) for colorectal cancer [J]. Gastroenterol Rep (Oxf), 2019, 7(1): 24-31.

[26] BROWN S R, MATHEW R, KEDING A, et al. The impact of postoperative complications on long-term quality of life after curative colorectal cancer surgery [J]. Ann Surg, 2014, 259(5): 916-923.

[27] CLIFFORD R E, FOWLER H, GOVINDARAJAH N, et al. Early anastomotic complications in colorectal surgery: a systematic review of techniques for endoscopic salvage

[J]. Surg Endosc, 2019, 33(4): 1049-1065.

[28] BRYANT C L, LUNNISS P J, KNOWLES C H, et al. Anterior resection syndrome [J]. Lancet Oncol, 2012, 13(9): e403-408.

[29] 顾晋，汪建平. 中国结直肠癌诊疗规范（2020 年版）[J]. 中国实用外科杂志，2020, 40(06): 601-625.

[30] DOS SANTOS L V, FARIA T M, LIMA A B, et al. Timing of adjuvant chemotherapy in colorectal cancer [J]. Colorectal Dis, 2016, 18(9): 871-876.

[31] 张晓光，张侠. 盐酸伊立替康致迟发性腹泻作用机制及防治的研究进展 [J]. 中国药物警戒，2012, 9(09): 535-538.

[32] WEN F, ZHOU Y, WANG W, et al. Ca/Mg infusions for the prevention of oxaliplatin-related neurotoxicity in patients with colorectal cancer: a meta-analysis [J]. Ann Oncol, 2013, 24(1): 171-178.

[33] QIAO J, FANG H. Hand-foot syndrome related to chemotherapy [J]. CMAJ, 2012, 184(15): E818.

[34] ZHANG R X, WU X J, LU S X, et al. The effect of COX-2 inhibitor oncapecitabine-induced hand-foot syndrome in patients with stage Ⅱ/Ⅲ colorectal cancer: a phase Ⅱ randomized prospective study [J]. J Cancer Res Clin Oncol, 2011, 137(6): 953-957.

[35] HANNA C R, SLEVIN F, APPELT A, et al. Intensity-modulated Radiotherapy for Rectal Cancer in the UK in

2020 [J]. Clin Oncol (R Coll Radiol), 2021, 33(4): 214-223.

[36] JONES H J S, CUNNINGHAM C. Adjuvant radiotherapy after local excision of rectal cancer [J]. Acta Oncol, 2019, 58(sup1): S60-S64.

[37] SALTZ L B. Bevacizumab in colorectal cancer: it should have worked [J]. Lancet Oncol, 2016, 17(11): 1469-1470.

[38] XIE Y H, CHEN Y X, FANG J Y. Comprehensive review of targeted therapy for colorectal cancer [J]. Signal Transduct Target Ther, 2020, 5(1): 22.

[39] SCHROCK A B, OUYANG C, SANDHU J, et al. Tumor mutational burden is predictive of response to immune checkpoint inhibitors in MSI-high metastatic colorectal cancer [J]. Ann Oncol, 2019, 30(7): 1096-1103.

[40] HEGE K M, BERGSLAND E K, FISHER G A, et al. Safety, tumor trafficking and immunogenicity of chimeric antigen receptor (CAR)-T cells specific for TAG-72 in colorectal cancer [J]. J Immunother Cancer, 2017, 5: 22.

[41] 卢震海, 万德森. 肠造口手术的并发症及其处理 [J]. 广东医学, 2009, 30(08): 1029-1030.

[42] 张丽, 陈晓玲. 肠造口狭窄预防及治疗中循证护理的应用 [J]. 实用临床医药杂志. 2012, 16(18): 15-17.

[43] KONISHI T, SHIMADA Y, HSU M, et al. Association of Preoperative and Postoperative Serum Carcinoembryonic Antigen and Colon Cancer Outcome [J]. JAMA Oncol,

2018, 4(3): 309-315.

[44] LI J, YUAN Y, YANG F, et al. Expert consensus on multidisciplinary therapy of colorectal cancer with lung metastases (2019 edition) [J]. J Hematol Oncol, 2019, 12(1): 16.

[45] MUNRO A, BROWN M, NIBLOCK P, et al. Do Multidisciplinary Team (MDT) processes influence survival in patients with colorectal cancer? A population-based experience [J]. BMC Cancer, 2015, 15: 686.